孩子不过敏的秘密

罗云涛 邓旭 主编

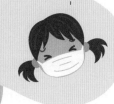

U0389476

IC 吉林科学技术出版社

图书在版编目（CIP）数据

孩子不过敏的秘密 / 罗云涛，邓旭主编. -- 长春：
吉林科学技术出版社，2024. 6. -- ISBN 978-7-5744
-1498-3

Ⅰ. R725.9
中国国家版本馆CIP数据核字第2024D938F5号

孩子不过敏的秘密
HAIZI BUGUOMIN DE MIMI

主　　编　罗云涛　邓　旭
出 版 人　宛　霞
责任编辑　井兴盼
策划编辑　深圳市弘艺文化运营有限公司
封面设计　深圳市弘艺文化运营有限公司
制　　版　深圳市弘艺文化运营有限公司
幅面尺寸　170 mm×240 mm
开　　本　16
印　　张　9.75
字　　数　170 千字
页　　数　156 页
印　　数　1—5000 册
版　　次　2024 年 6 月第 1 版
印　　次　2024 年 6 月第 1 次印刷

出　　版　吉林科学技术出版社
发　　行　吉林科学技术出版社
地　　址　长春净月高新区福祉大路 5788 号出版大厦 A 座
邮　　编　130118
发行部传真 / 电话 0431-81629529　81629530　81629231
　　　　　　　　　 81629532　81629533　81629534

储运部电话　0431-86059116
编辑部电话　0431-81629380
印　　刷　吉林省创美堂印刷有限公司

书　　号　ISBN 978-7-5744-1498-3
定　　价　49.80 元

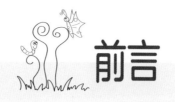

前言

近年来，出现过敏症状的孩子越来越多。人们在生活中经常会看到这样一些现象：有的孩子吃了鱼、虾等食物后，会腹痛、腹泻、呕吐或皮肤奇痒难耐；有的孩子靠近花朵之后，会不停地打喷嚏；有的孩子碰摸成人的化妆品后，皮肤会起疹子；有的孩子注射某种药物后，会出现急性休克……人们不禁要问：为什么过敏越来越普遍了呢？过敏可以预防吗？有过敏史的孩子在日常生活中需要注意哪些问题呢？

本书以保障孩子身体健康、提高孩子生命质量为目标，全面介绍孩子的过敏问题，为家长提供科学的指导。虽然说过敏是孩子和成人都有可能会遇到的问题，但是孩子并不是成人的缩小版，年龄越小，与成人的差异越大，不能直接套用解决成人过敏问题的方法。因此，孩子的健康问题需要特别对待。

本书第一章介绍了过敏的基本常识，包括人体的免疫系统与过敏、常见的儿童过敏表现类型和症状、为什么过敏的孩子越来越多等问题；第二章介绍过敏原的检测与判断，告诉家长不同年龄阶段的孩子极易出现哪些过敏现象、怎么判断过敏类型；第三章介绍食物过敏，列举了常见的致敏食物，以及食物过敏如何应对；第四章介绍了其他过敏类型及应对方法；第五章介绍了过敏的主要症状及护理方法；本书最后一章收集了一些生活中孩子过敏的常见问题，并邀请儿科医生答疑解惑，消除家长的担心，教家长带孩子走出过敏的困境。

孩子的健康是家长十分关注的事情。家长都希望在日常生活中，孩子不被过敏性疾病纠缠，但掌握一些过敏知识也很有必要。有过敏史的孩子的家长希望能够得到更多专业的指导，帮助孩子尽快摆脱过敏性疾病的困扰。我们希望本书的内容能帮助家长更好地处理孩子的健康问题，对过敏的孩子有所帮助，让孩子都能健康成长。

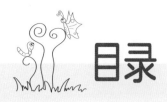

目录

第一章　如何判断孩子有没有过敏

第二章　过敏原的检测与判断

第三章　食物过敏及应对方法

第四章　其他过敏类型及应对方法

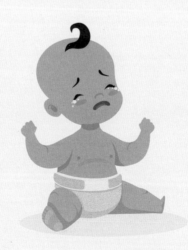

第五章　过敏的主要症状及护理方法

第六章　解答孩子过敏常见问题

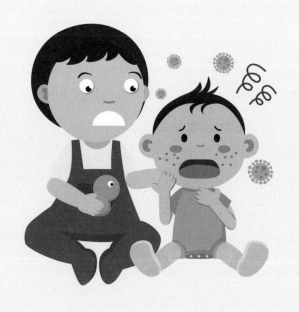

第一章
如何判断孩子有没有**过敏**

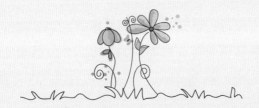

　　说到过敏，很多家长会认为，过敏就是皮肤瘙痒，身上起疹子。实际上，过敏并非如此简单。过敏可能会引起皮肤瘙痒，也可能会引起其他症状，如恶心、呕吐、咳嗽等。另外，皮肤瘙痒也可能不是过敏引起的，而是其他原因引起的。本章将为您介绍关于过敏的基本常识。

人体免疫系统与过敏

想了解过敏，家长需要先了解人体的免疫系统。人体的免疫系统和过敏的联系非常紧密。人体免疫系统是一把"双刃剑"，既能保护我们的身体，也会因为过度保护而给我们的身体带来麻烦、痛苦甚至危险。

1. 人体的免疫系统

我们的身体内部有一套完整的免疫系统。这套免疫系统就像一个保护罩，保护我们的身体免受外在或内在的伤害。免疫系统能识别"自己"和"非己"，产生免疫应答，以清除"非己"抗原或者诱导免疫耐受，从而维持自身内环境稳定。

具体来说，免疫系统的功能包括免疫防御、免疫自稳、免疫监视和免疫调节。

（1）免疫防御：防御病原微生物侵害

当病毒、细菌等有害物质侵袭人体时，免疫系统就会把它们赶走。例如当感冒病毒侵袭人体时，免疫系统就会用尽全力消灭入侵的病毒。我们体内中性粒细胞的主要作用是吞噬病原体，用各种酶把病原体消化掉，在消化病原体的过程中，它会形成脓液，例如鼻涕，这些脓液随着病毒一起排出体外。

（2）免疫自稳：清除损伤或衰老的细胞

如果人体内有了损伤或者衰老的细胞，免疫系统就会主动清除它们。

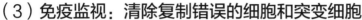

（3）免疫监视：清除复制错误的细胞和突变细胞

所谓突变细胞，是指人体细胞在外界环境的影响下发生了基因突变，这种突发会导致癌变。如果人体内部有了肿瘤等异常情况，我们的免疫系统就会积极行动起来，把它们打败。

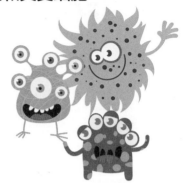

（4）免疫调节：组成神经－内分泌－免疫网络

免疫调节是指免疫系统与神经系统及内分泌系统一起构成神经-内分泌-免疫网络调节系统，参与机体整体功能的调节。

2. 过敏

免疫系统如果过于敏感，警惕性太高，就容易把一些天然无害的东西（如空气、水、食物等）当成有害的"非己"成分，并做出过度反应。这种过度反应就是过敏反应。

简单地说，过敏就是人体的免疫系统功能失调，在过敏原的刺激下，出现生理功能紊乱（如腹泻、恶心、呕吐）或组织细胞损伤（如湿疹、荨麻疹等）。

孩子的免疫状况与成人的免疫状况有着明显的不同，具有特殊性。孩子比成人更容易过敏。这并不是因为孩子的免疫系统不成熟，而是因为孩子还没有接触过抗原，还没有形成免疫记忆。

常见的儿童过敏表现类型和症状

相较于成年人来说，孩子更容易发生过敏，尤其是发生食物过敏。婴幼儿在接触辅食的过程中有可能会接触过敏原，所以婴幼儿是发生食物过敏的高危人群。过敏症状会随着时间的推移不断变化，有的过敏症状会消失，有的过敏症状会越来越严重。家长只有充分了解过敏的发展转变，才能做到及早预防和治疗过敏。

过敏分为全身过敏和局部过敏。其中常见的过敏反应包括消化道过敏、皮肤过敏和呼吸道过敏。

1. 消化道过敏

消化道过敏主要是由食物引起的，主要表现有嘴唇、舌和上腭发生血管神经性水肿及口腔瘙痒，腹痛、腹泻、恶心、呕吐等。相对来说，消化道过敏发病急，且症状比较明显，但也容易与其他肠胃疾病混淆，需要家长仔细辨别。

常见的容易引起消化道过敏的食品主要有奶类、坚果类、豆类，以及牛肉、鸡蛋、虾、贝壳等。

奶类品
如配方奶粉、牛奶、山羊奶等。

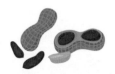

坚果类
如花生、核桃、榛子、杏仁和腰果等。

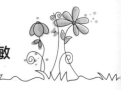

豆类
如大豆、豌豆、蚕豆等。

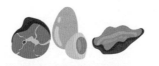

牛肉、蛋类、虾、贝壳等。

需要特别说明的是，有些孩子会对配方奶粉甚至母乳过敏，他们会有呕吐、腹泻、粪便中带血丝等反应。对于配方奶粉过敏的孩子，家长可为孩子选用水解蛋白配方奶粉。对于对母乳过敏的孩子，妈妈要避免食用致敏食物，因为孩子对母乳过敏是对母乳中的某种过敏原过敏。

对于开始接触辅食的孩子来说，由辅食引起的消化道过敏也很常见。消化道过敏一般会在孩子接触过敏原的2小时之内发生，因此孩子的辅食一定要一种一种地慢慢添加。在孩子适应一种新的食物后，家长再为其添加其他新的食物。如果孩子有不良反应，家长须及时停止添加此类食物。对于孩子过敏，家长也不用太过于担心，因为大部分食物过敏会随着孩子长大而慢慢消失。

2. 皮肤过敏

相对来说，皮肤过敏是最容易被及时发现并得到诊治的。皮肤过敏一般表现为瘙痒、红斑、荨麻疹、湿疹等。

皮肤过敏大部分是接触性过敏，即因皮肤接触了过敏原所致。常见的皮肤过敏的过敏原包括紫外线、花粉、柳絮、洗发水、沐浴露、化纤衣服、羊毛衫、金属物品、塑料、装饰物等。

小贴士

照顾婴儿的家长，尤其需要注意以下几点。

1. 婴儿大便中水分较多且有黏液时

母乳喂养的婴儿的健康大便是黄色、松软的。喝配方奶粉的婴儿的健康大便是深黄色或棕色糊状的。婴儿大便中水分较多或有黏液都是不正常的。

2. 婴儿出现严重的反流或呕吐

婴儿由于发育问题，容易吐奶。如果婴儿吐奶之后并没有表现出难受，各个方面都正常，就是没有问题的正常吐奶。如果婴儿吐奶很严重，吐奶之后又有很难受的表现，甚至生长发育也受到了影响，家长就应该寻找原因，考虑是不是过敏导致的。

3. 婴儿便秘

便秘与腹泻正好相反，一般是慢性的，指的是排便间隔时间变长、排便费劲且大便干燥。开始接触辅食的孩子发生便秘时，家长要先改变其饮食结构，多摄入一些富含膳食纤维的食物，如西梅和红色火龙果。如果调整饮食结构并不起作用，家长就要考虑孩子是不是过敏了。

另外，食用海产品也会引起皮肤过敏。例如，有的孩子吃海鲜后皮肤上会起红疹子。

3. 呼吸道过敏

呼吸道过敏一般分为上呼吸道过敏和下呼吸道过敏。上呼吸道过敏主要表现为过敏性鼻炎、腺样体肥大、过敏性咽炎等；下呼吸道过敏主要表现为顽固性干咳，也可有白色泡沫样痰。因此，呼吸道过敏很容易被误认为是感冒等。

触发呼吸道过敏的过敏原主要包括尘螨、花粉、柳絮、毛绒、灰尘、厨

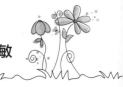

房油烟，以及宠物的毛发、皮屑等。

　　由于呼吸道过敏症状与感冒症状很相似，所以家长要仔细观察孩子的反应。例如，如果孩子只是在晚上睡觉的时候频繁打喷嚏，就有可能是卧室里有令孩子过敏的东西，如尘螨、粉尘、毛绒玩具等，家长应及时排查，找出原因。

　　需要特别说明的是，每个个体的过敏形成有两个阶段：婴儿时期的食物过敏和幼儿时期的呼吸道过敏。后者一旦形成，就将持续终身，而前者的出现已提示家长：孩子有过敏倾向。

　　因此，家长要避免孩子出现呼吸道过敏，应严格控制室内过敏原的浓度、减少抗生素的使用、减少室内烟雾或空气污染等。

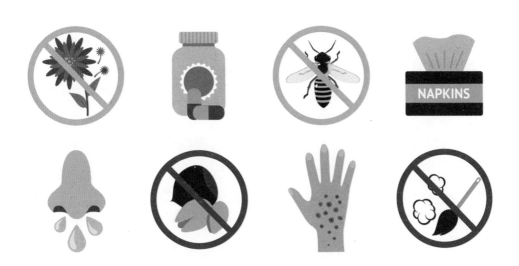

为什么过敏的孩子越来越多

过敏的孩子越来越多，这令家长很不解：为什么现在的营养条件、卫生条件、医疗条件比过去更好了，过敏的孩子反而越来越多了呢？

实际上，造成这个现象的原因是多种多样的，具体到每一个孩子身上，原因也各有不同。例如，有的孩子是因为出生以后吃的第一口是配方奶粉而不是母乳，有的孩子是因为家人经常过度使用消毒剂，有的孩子是因为滥用抗生素，有的孩子因为是剖宫产儿，有的孩子是因为环境质量变差，有的孩子是因为频繁接触进口食品。

1. 孩子过早食用配方奶粉

由于各种原因，很多孩子在0～6月龄就添加了配方奶粉，甚至有的孩子出生以后吃的第一口就是配方奶粉。过早给孩子添加配方奶粉的原因可能是妈妈没有母乳，或者担心母乳不够孩子吃，也可能是妈妈或孩子有母乳喂养禁忌证，不能母乳喂养。虽然配方奶粉也是专门为孩子准备的营养全面的食物，但是过早食用配方奶粉会导致孩子容易发生过敏。妈妈的初乳（分娩后7天内分泌的乳汁）有利于孩子快速建立健康的肠道微生态。肠道微生态的建立既可增强肠黏膜的屏障作用，有效减少异源蛋白质大分子暴露，又能很好地刺激肠道免疫系统平衡发展，是预防过敏的重要保障。

配方奶粉中的异性蛋白质可能会通过孩子不成熟的肠黏膜细胞间隙进入体内，为过敏或迟发型过敏埋下隐患。孩子出生后的第一口食物如果不是母乳，即使之后是母乳喂养，也不是真正的纯母乳喂养，也失去了纯母乳喂养

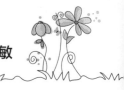

对孩子过敏特别是迟发型过敏的保护作用。所以，孩子一出生就坚持纯母乳喂养是最好的。如果真的需要添加配方奶粉，家长尽量在孩子开始接触辅食时添加。如果实在担心孩子营养跟不上，家长也应在每次喂完母乳后再给孩子喝配方奶粉。

2. 家人过度使用消毒剂

随着生活水平的不断提高，人们的卫生意识越来越强。

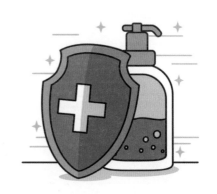

讲卫生本来是一件好事，但有的家长认为孩子接触到的细菌越少越好，恨不得给孩子创造一个完全无菌的环境，所以每天用消毒剂擦地板、擦玩具，用消毒纸巾给孩子擦手，生怕孩子因接触到一丁点儿细菌而影响健康。殊不知过度使用消毒剂对孩子的健康是非常不利的。孩子在吃东西的时候会把手上残留的消毒剂一起吃进肚子，这样就会破坏肠道菌群的正常状态，导致过敏。在生活中接触少量细菌对孩子免疫系统的发展来说是有好处的。一直让孩子生活在一个接近于无菌的环境中，反而不利于孩子免疫系统的建立和成熟。

3. 孩子使用的抗生素过多

抗生素的发现和使用极大地提高了医疗水平，挽救了很多人的生命。在青霉素（最早被发现的抗生素）被发现以前，人们对细菌感染是束手无策的，但现在抗生素已经到了滥用的地步。例如，孩子感冒发热了，家长就想马上给孩子打一针抗生素，让其赶快好起来。殊不知抗生素只对细菌感染有效，对病毒感染是没有用的。况且使用抗生素会把好细菌、坏细菌一起杀灭，导致肠道菌群失衡，增加过敏的概率。因此，给孩子使用抗生素需要很谨慎。另外，抗生素要规范使用。对于抗生素的使用，家长要注意以下事项。

（1）不滥用抗生素

对于病毒性感冒、发热，家长不要让孩子使用抗生素。因为抗生素只适用于由细菌感染引起的病症。

（2）规范使用抗生素

使用抗生素治疗细菌性感染要谨遵医嘱，家长不能随意缩短疗程或者延长疗程。

（3）搭配益生菌制剂

为了保护肠道菌群，使用抗生素的时候最好搭配一些益生菌制剂。但是，抗生素和益生菌制剂不能同时使用。使用抗生素2小时后再服用益生菌制剂可起到纠正肠道菌群紊乱的作用。

4. 剖宫产

近年来，越来越多的孕妈妈选择剖宫产，但是，剖宫产的孩子比顺产的孩子更容易过敏。顺产的孩子通过接触母体产道和肠道的菌群，能建立起正常的肠道菌群环境，有利于孩子免疫系统的正常发育。而剖宫产的孩子没有经过产道的挤压，接触不到母体产道和肠道的菌群，无法建立起正常的菌群环境，所以更容易过敏。临床研究显示，不管有没有家族过敏史，剖宫产孩子的过敏风险都有不同程度的增加。

5. 环境质量变差

近些年，很多地方由于环境保护不力，空气质量变差，雾霾天频繁出现。雾霾中对人体有害的细颗粒物质会直接对人体的呼吸道产生影响。即使是健康的成人，持续暴露在雾霾天中，也会出现鼻塞、鼻干、流涕等症状。孩子的呼吸道狭窄，雾霾中的有害物质更容易停留在孩子体内，引起咳嗽、哮喘、过敏性鼻炎等症状。如果孩子本身就有过敏史，质量差的空气更容易诱发过敏性疾病。需要注意的是，香烟烟雾、甲醛环境也会增加孩子的过敏风险。

6. 孩子频繁接触进口食品

随着生活水平的不断提高、物质生活的不断丰富，人们接触到的进口食品越来越多。许多家长觉得进口食品质量更有保证，于是给孩子买来很多进口食品，如牛油果、三文鱼等。确实，很多进口食品营养丰富，但是从孩子的接受度来说，反倒不如我们日常吃的食品。我们知道过敏会受到遗传因素的影响，家长对食物的接受度会遗传给孩子。孩子食用家长不常吃的甚至从没吃过的食物时，也会存在一定的风险。

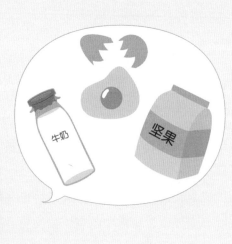
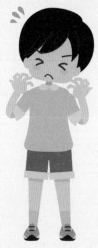

第二章
过敏原的检测与判断

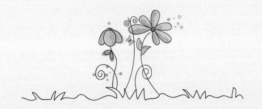

　　如果怀疑孩子对某些东西过敏，家长就需要找出过敏原。不管是食物过敏原，还是接触性过敏原、吸入性的过敏原，家长都要通过科学的方法排查出来。本章将推荐一些过敏原检测与判断的方法，以及不同年龄段孩子的主要过敏类型。

过敏原检测常用方法

如果是 0 ~ 6 月龄的孩子过敏，家长首先要考虑配方奶粉和妈妈饮食的问题。如果是开始接触辅食的孩子过敏，家长首先要排查孩子的日常饮食，最好采用食物激发试验的方法。1 岁以上的孩子过敏，家长就可以带孩子去医院用皮肤点刺试验和 IgE（免疫球蛋白 E）血液检测的方式判断过敏原。

1. 食物激发试验

目前，在常用的过敏原检测方法中，食物激发试验是诊断孩子食物过敏最好的方法。对于已经接触辅食的孩子来说，这种方法不但准确，而且利于家长操作。

食物激发试验是以孩子吃某种食物后的反应作为判断依据的。

食物的激发试验虽然难度不大，但也需要家长小心操作。

孩子在做试验前，需停用一切可影响试验结果的药物（如组胺、激素等）1 ~2周，并回避所有可能会导致不耐受的食物2 ~ 4周。家长应将可疑的不耐受食物以不引起症状的量加在孩子的普通食物中，再根据孩子的反应逐渐加量，直至加到常量。家长每次只能添加1种可疑食物，且每次加量后都应仔细观察孩子的反应。一旦孩子出现不良反应，家长就应立即停止试验。孩子出现不良反应，也就基本说明孩子对新加入的食物过敏。

2. 皮肤点刺试验

皮肤点刺试验是检测过敏原的一种常用医疗方法。皮肤点刺试验的具体操作：将过敏原试剂滴在孩子后背上半部或者前臂内侧，然后用点刺针轻轻刺入皮肤表层，使过敏原试剂通过皮肤进入人体，观察皮肤的反应。如果皮肤肿胀发红，就说明孩子对该过敏原过敏。皮肤的反应越大，说明过敏越严重。

皮肤点刺试验操作简单、快速且花费少，故在临床上常用。因该试验为体内试验，故应在有急救设备的医院进行。不过，皮肤点刺试验并不能完全检测出所有的过敏原，且其准确性及可靠性取决于操作者的技术、试剂的效力和稳定性、设备、孩子肤色、测试当天皮肤的反应性等。

3. 血清 IgE 检测

目前，血清IgE检测已被广泛应用于筛查过敏性疾病。血清IgE检测包括血清总IgE和血清特异性IgE检测，后者是体外检测过敏原的重要手段，主要用于筛查过敏反应，具有较高的灵敏度和特异性，特别是对花粉、尘螨、宠物皮屑、牛奶、鸡蛋、坚果等过敏原灵敏度较高。

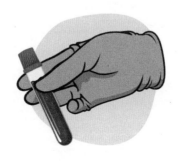

不同年龄段孩子的过敏类型

不同年龄段孩子的衣食住行有所不同，过敏原的侧重点当然也会不同。例如，一个2月龄的孩子跟一个5岁的孩子都过敏，导致他们过敏的过敏原一般不会相同。2月龄的孩子很可能是对牛奶蛋白过敏，而5岁的孩子更可能是吸入性过敏或接触性过敏。

1. 0 ~ 12 月龄孩子：食物过敏

0 ~ 6月龄的孩子和外界的接触比较少，饮食也只有母乳或者配方奶粉。如果孩子出现过敏症状，如湿疹、腹泻、持续哭喊或尖叫、不能进食、烦躁、极度萎靡、入睡困难、嗜睡、不愿被抱、摇头等，家长就可优先考虑牛奶蛋白这个过敏原。

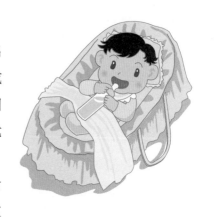

对于7 ~ 12月龄的孩子来说，接触辅食是饮食中的重大变化，因此，食物过敏是这一阶段孩子过敏的常见类型。

为了能够及时辨别导致过敏的食物，家长给孩子添加辅食时一定要遵循"每次只添加一种新食物，由少到多、由稀到稠、由粗到细、循序渐进"的原则，孩子食用一种新食物，且3天内没有出现过敏反应，家长才可以继续给孩子添加新食物。如果孩子出现不良反应，家长应及时停止添加此类食物。

2.1~2岁孩子：食物过敏+吸入性过敏+接触性过敏

1~2岁孩子的饮食越来越复杂，依然会有食物过敏的情况出现。

另外，这个阶段的孩子已经能走会跑了，他们与外界的接触日益增多，也有可能吸入、接触外界的过敏原，如花粉、柳絮、毛绒、灰尘，成人用的洗发水、化妆品和金属饰品等。

3.3~6岁孩子：吸入性过敏+接触性过敏

3~6岁的孩子，不论之前有无出现过食物过敏，在这个阶段基本上不会出现新的食物过敏现象了。所以，这个阶段孩子的过敏主要为吸入性过敏和接触性过敏。

日常生活中，这个阶段的孩子在幼儿园、公园、游乐场经常会接触到的过敏原有花粉、尘螨、毛绒、真菌、宠物皮毛、残留的消毒剂等。

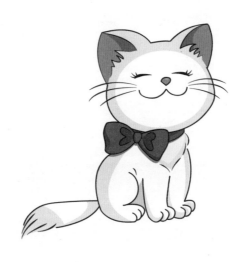

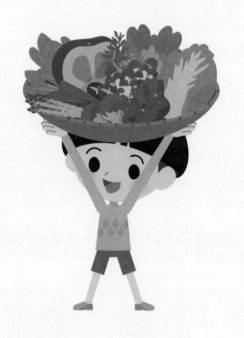

第三章
食物过敏及应对方法

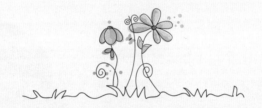

　　一般情况下，食物往往是孩子发生过敏的主要过敏原。怎么判断孩子有没有食物过敏？应该怎么安排出现食物过敏症状孩子的饮食？怎么样才能既可保证孩子的营养又能预防食物过敏呢？本章为您详细讲解这些问题。

食物过敏早知道

　　21 世纪以来，食物过敏已成为一个公共健康问题。好在食物过敏是可以预防的，也是可以治疗的。因此，如果家长能够提前知道一些关于食物过敏的常识性知识，就可以有预见性地规避和防范食物过敏。

1. 什么是食物过敏

　　所谓食物过敏，是指接触某种原本对人体无害的食物后，人体由于免疫系统的过度反应而出现一系列不适反应，如起疹子、恶心、呕吐、浑身瘙痒、呼吸受阻等。

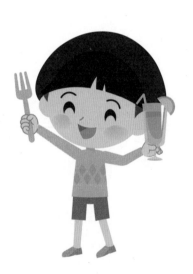

　　不是所有的食物进入人体后都会导致过敏，也不是人人都会出现食物过敏。食物过敏更多发生在人体免疫系统不成熟和受到破坏时。

小贴士

　　有些家长可能会觉得食物过敏与食物中毒很像。确实，食物过敏与食物中毒有很多相似症状，如呕吐、腹痛、腹泻等，但它们之间也有比较明显的区别。食物中毒的症状主要表现在胃肠道上，而食物过敏的症状，除表现在胃肠道外，还会表现在皮肤上，如发红、水肿、瘙痒等。

2. 食物过敏的发生过程

　　食物经过食道进入胃，然后进入肠道，而肠壁细胞缝隙会让未经完全消化的食物进入血液。对于血液来说，这些未经完全消化的食物颗粒是异类。这些食物颗粒会刺激B细胞（一种淋巴细胞，受到外来刺激时会产生不同的免疫抗体）产生很多IgE，而这些IgE会附在肥大细胞上。当孩子再次食用这种食物的时候，未经完全消化的食物颗粒经过肠壁细胞缝隙进入血液，与之前附在肥大细胞上的IgE结合，就会刺激肥大细胞，导致肥大细胞破溃。破溃的肥大细胞会释放出组胺，从而引起食物过敏。

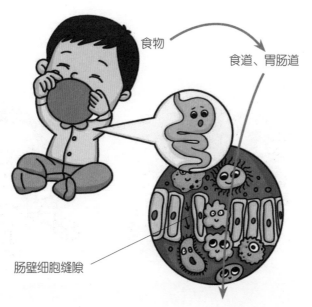

食物

食道、胃肠道

肠壁细胞缝隙

未经完全消化的食物颗粒进入血液

孩子不**过敏**的秘密

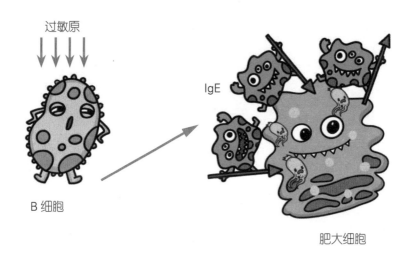

过敏原

B 细胞

IgE

肥大细胞

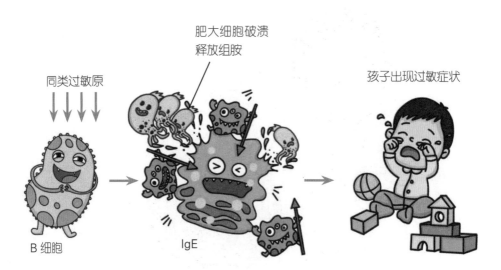

同类过敏原

B 细胞

肥大细胞破溃
释放组胺

IgE

孩子出现过敏症状

由于肥大细胞分布在人体的多个位置，如鼻腔、口腔、胃肠道、眼睛、血液、黏膜等，所以严重的过敏反应在这些位置都会出现。

以一个对坚果严重过敏的人为例。在咀嚼和吞咽坚果的过程中，他会感到口腔不适。坚果进入胃肠道不久，他会出现呕吐、腹泻等症状。随着血液在人体内的流动，他的皮肤开始瘙痒难耐，鼻子和咽喉会充血肿胀，肺部会喘息，甚至血压下降，出现休克。

有的家长会纳闷："既然我们的肠壁细胞之间都是有缝隙的，那么为什么孩子比成人更容易过敏呢？"这就要说到肠道菌群的重要作用了。成人的肠道缝隙已经被肠道细菌及其分泌的黏液覆盖住，即它们已经在成人的肠壁表面形成了一层保护膜。这层保护膜不仅挡住了肠道细胞缝隙，能阻止未经完全消化的食物颗粒进入血液，还可以促进食物消化。

孩子在刚出生的时候肠道内是无菌的，健康、正常的肠道菌群需要慢慢建立，所以孩子更容易过敏。

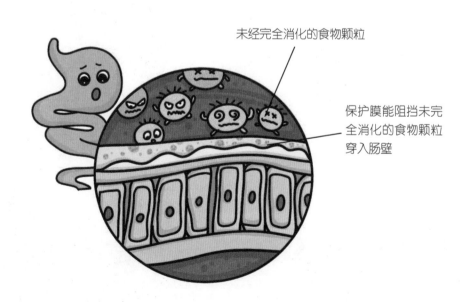

未经完全消化的食物颗粒

保护膜能阻挡未完全消化的食物颗粒穿入肠壁

3. 致敏和过敏

有的家长会发现，孩子第一次吃某种食物没有过敏，后来再吃却出现了过敏反应。

这到底是为什么呢？

实际上，人体从接触致敏原到发病有一段较长的时间。刚接触致敏物时，人体没有任何表面症状，所以人们很难发现自己对哪种食物有不良反应。

上面我们讲到，未经完全消化的食物颗粒经过肠壁细胞缝隙进入血液，刺激B细胞产生IgE且IgE会附在肥大细胞上。这时候肥大细胞还没有破裂，但人体免疫系统已经对这种食物有"记忆"了，即人体已经处于致敏状态。人们再吃这种食物时，过敏原与黏附在肥大细胞表面的IgE结合，就会刺激肥大细胞并使之破裂。破裂的肥大细胞会释放出组胺，组胺会使人出现过敏反应。

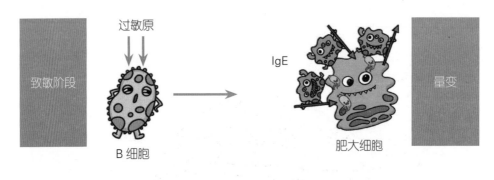

致敏阶段　过敏原　IgE　肥大细胞　B 细胞　量变

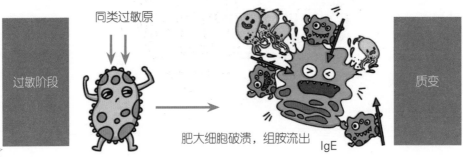

过敏阶段　同类过敏原　肥大细胞破溃，组胺流出　IgE　质变

4. 常见的易致敏食物

能引起食物过敏的过敏原大多存在于牛奶、鸡蛋、小麦、大豆、坚果、鱼类和贝类中。除此之外，鸡肉、猪肉、牛肉、西红柿、芹菜、胡萝卜、花椒、芥末、竹笋、猕猴桃等也能引起过敏反应，只是不太常见。

往孩子的辅食里添加以上食物时，家长要格外小心，对于曾经让孩子出现过敏反应的食物，家长最好等孩子大一些、过敏反应少一些的时候再慢慢添加。

小贴士

易过敏体质的人不仅要慎食以上食物，还要关注这些食物中的易致敏成分，含有这些易致敏成分的食物也不能吃。对牛奶过敏的人既不能喝牛奶，也不能吃含有牛奶成分的食物，如蛋糕、奶酪等；对鸡蛋过敏的人，除了不能吃鸡蛋外，还不能吃任何含有蛋白、蛋黄或卵清蛋白的食物，以及冰激凌、人造奶油等含有从鸡蛋中提取卵磷脂的食物。

对于能让父母过敏的食物，易过敏体质的孩子也要谨慎食用。如果父母中有一方曾经对某种食物过敏，那么孩子对这种食物过敏的概率也较高。

0～3岁的孩子常对牛奶、鸡蛋、大豆等蛋白质含量高的食物过敏，这主要是因为孩子的胃肠道黏膜的保护功能没有完全成熟，免疫功能不完善。这些食物中的蛋白质进入孩子身体后，很容易被免疫系统识别为有害物质而出现过度反应，诱发过敏。这种过敏会随着孩子年龄的增长而慢慢消失。

小麦、大豆、坚果、鱼类和贝类等特定食物更容易引起年龄稍大的孩子的过敏。这种过敏虽往往和免疫功能无关，但也容易引起更严重的过敏反应，如过敏性休克。这种过敏大多是终身的，很少会随着孩子年龄的增长而自动消失。

5. 食物过敏的特点

食物过敏会影响皮肤、呼吸道和消化道：皮肤症状表现为湿疹、荨麻疹、水肿等；呼吸道症状表现为打喷嚏、流鼻涕、咳嗽、喘息等；消化道症状表现为恶心、呕吐、腹泻、便秘、大便带血等。但是，食物过敏的这些症状都没有特异性，也就是说，这些症状并非食物过敏的特有症状。感冒发热也会引起呕吐、咳嗽、流鼻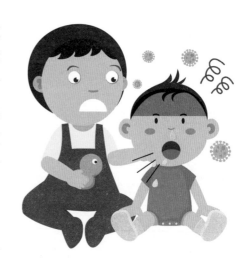涕，轮状病毒也会引起腹泻，那么当孩子出现这些症状的时候，家长该怎么判断它们到底是不是食物过敏引起的呢？食物过敏又有哪些特点呢？

（1）与进食密切相关

食物过敏与进食密切相关。如果孩子吃完某种食物后易出现过敏症状，停止食用这种食物后，过敏症状自行缓解，就很可能是食物过敏。

（2）在进食 72 小时内出现

食物过敏虽然有急性症状和慢性症状之分，但是症状都会在孩子进食某种食物后的72小时内表现出来。

（3）与食用剂量无关

有的家长认为，致敏食物吃多了才会引起过敏，少吃一点儿没有关系。这种观点是错误的。食物过敏与食用剂量无关，不管是吃得很多还是吃得很少，过敏反应都会发生。

6. 分清食物过敏与食物不耐受

食物过敏和食物不耐受在某些方面很相似，如常发生在孩子身上，都会引起肠胃不适。但是食物不耐受和许多慢性疾病有关，发病比较隐蔽，易被忽视。

（1）什么是食物不耐受

我们的身体有时候会对某些食物或者营养表现出不耐受的现象。刚刚开始接触辅食的孩子特别容易对新接触的食物产生不良反应，如恶心、呕吐、腹泻等。从表面上看，这些不良反应和食物过敏的症状很像，所以经常误导家长。

食物不耐受以乳糖不耐受较为常见。乳糖不耐受是指肠道里面的乳糖酶相对缺乏或者绝对缺乏，以至于对饮食中的乳糖消化分解不良而出现的不适症状，严重的可能会引起营养缺乏、生长发育迟缓等问题。

（2）食物不耐受的主要原因

造成食物不耐受的主要原因包括：身体缺乏消化某种食物的酶；食物中的某些成分会产生类似药物的反应；消化道功能异常。

有的人喝了牛奶会腹胀、腹泻，很可能是乳糖不耐受，这是由于他们体内缺乏乳糖酶。另外，蛋白水解酶、脂肪酶的缺失也会导致食物不耐受。

小贴士

乳糖是一种双糖，不仅在母乳中存在，也在普通奶粉和牛奶中存在。乳糖酶是一种专门分解乳糖的物质，会将乳糖分解为葡萄糖，为身体提供能量。

如果乳糖在肠内的消化吸收出现问题，就可能会导致乳糖浓度过高，使肠腔内的渗透压升高，出现渗透性腹泻。足够多没有被完全消化的乳糖进入结肠后，会在肠道菌群作用下被分解为乳酸等有机酸，生成气体，刺激肠道，发生肠鸣、腹胀、腰痛、腹泻等不适。

（3）食物过敏和食物不耐受的区别

食物过敏和食物不耐受虽然都与食物密切相关，有些症状也是相似的，但两者有根本上的不同。弄清这些不同，家长才不会将两者混淆。

①发生原因

食物过敏的发生和免疫功能有密切关系，而食物不耐受的发生与免疫功能没有很大关系，多是体内缺失消化酶造成的。

②选择性

食物过敏是有选择性的，对于同一种食物，有人觉得是美味，有人吃了就会过敏。而食物不耐受是不挑人的，某种情况会使所有人都出现食物不耐受症状，如没完全煮熟的扁豆会因其含有的皂素还没有被完全破坏而让任何

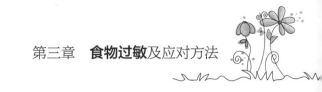

人吃了都会出现食物不耐受的症状。

③受烹饪方式的影响

食物过敏不会因为食物的性状、烹饪方式的改变而改变。也就是说，如果一个孩子对乳糖过敏，那么无论是冰牛奶还是热牛奶，无论是酸奶还是奶酪，无论是乳糖饮料还是加入乳糖的烘焙食物，都会让这个孩子出现过敏症状。如果一个孩子对鸡蛋过敏，那么不管是煮鸡蛋、煎鸡蛋、炒鸡蛋，还是含有鸡蛋的蛋糕、面包，都会让这个孩子出现过敏症状。

但是，食物不耐受不是这样。食物的加工方式或者烹调方式会影响食物不耐受出现的概率。一个孩子可能对牛奶不耐受，但是他可以吃酸奶或者奶酪。一个对西红柿不耐受的孩子吃炒熟的西红柿或者喝西红柿汤时就不会出现不耐受的症状。

④吃多吃少的影响

食物过敏完全不受吃多吃少的影响。只要是致敏食物，孩子吃一口与吃一碗的过敏症状和程度是一样的。食物不耐受会受到进食量的影响。对于同一种不耐受的食物，孩子吃得越少，出现的不耐受症状就越轻；孩子吃得越多，出现的不耐受症状就越严重。

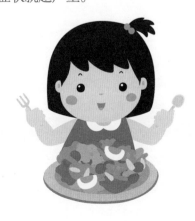

婴儿食物过敏

由于婴儿的肠道菌群是不完善的，肠道发育也不成熟，所以食物过敏在婴儿中最为常见。从婴儿喝第一口奶开始，家长就要关注婴儿进食后的反应。大部分的食物过敏是可以避免的，只要家长提前做好功课，为婴儿创造一个不易过敏的环境。

1. 从第一口食物开始预防过敏

对于刚出生的婴儿来说，最合适也最有营养的食物当然是母乳。母乳喂养的好处我们都知道，优质、安全、营养全面、方便，其中的免疫活性物质可帮助婴儿抵抗多种病原体的感染。

（1）纯母乳喂养预防过敏

对于刚出生的婴儿来说，吃到的第一口食物是母乳这件事特别重要。婴儿在妈妈体内的时候是无菌的。自然分娩出的婴儿能接触到妈妈产道里的一小部分细菌，出生以后若能被严格地纯母乳喂养，就能及时建立健康、完善的肠道菌群，有效避免过敏。

婴儿如果吃到的第一口食物是其他食物，就不易及时建立健康、完善的肠道菌群。因为在婴儿的肠道菌群还没有开始建立的时候，食物中的异种蛋白质有可能通过肠壁细胞的缝隙进入血液，刺激B细胞，使B细胞释放出IgE附在肥大细胞上，使身体进入致敏状态。即使之后一直母乳喂养，也失去了纯母乳喂养对婴儿过敏特别是迟发型过敏的保护作用。

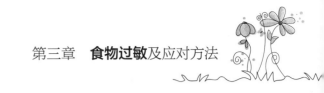

因此，婴儿出生后的第一口食物最好是母乳。

（2）母乳不够怎么办

并不是所有的妈妈都能在产后第一时间分泌出母乳。很多妈妈在产后的一两天分泌的母乳很少，甚至没有，看着哇哇哭的婴儿就会心疼地赶紧拿出早已准备好的配方奶粉，给婴儿冲上并喂给婴儿。这种心情可以理解，但是做法不太妥当。

实际上，婴儿在出生之前就准备好了一部分自己所需要的营养，就是为了给妈妈留出分泌母乳的时间。刚出生的婴儿的脂肪是灰色脂肪（也叫棕色脂肪），足够提供3天的能量，所以妈妈不要急于喂婴儿配方奶粉。

分娩后，妈妈就应立即观察婴儿的觅食表现，并不间断地与婴儿进行肌肤接触，在分娩后的1个小时内让婴儿开始吮吸母乳，促进乳汁分泌。开奶过程中，妈妈要密切关注婴儿的体重。婴儿的体重下降幅度只要没有超过出生体重的7%，妈妈就应坚持纯母乳喂养。此外，家人的精神鼓励、医护人员的专业指导、妈妈所处的温馨环境和拥有的愉悦心情都有利于妈妈及早开奶。

（3）坚持6月龄内纯母乳喂养

这里所说的纯母乳喂养，是指婴儿出生后只吃母乳且至少坚持6个月。

研究证实，母乳喂养的婴儿可以获得健康的体格和更好的智力发展水平；母乳喂养不但可以降低婴儿患上感染性疾病的风险，而且可以降低婴儿患上过敏性疾病的风险，还有助于降低他们成年后患上慢性疾病的风险。母乳喂养有助于增进母子情感交流，促进婴儿行为和心理健康。基于以上理由，国际组织和各国政府都非常重视母乳喂养。其实，母乳并不像一般人想象的那样分泌满6个月后就没有了营养，将母乳喂养坚持到2岁及以上，对孩子的影响仍然明显。当然，孩子满6月龄后，家长需要在继续母乳喂养的基础上及时、合理添加辅食。

（4）避免错误的哺乳方式

随着生活水平的不断提高，人们越来越重视生活质量，卫生意识也越来越强。

本来讲卫生是一件好事，但是有的家长认为婴儿接触到的细菌越少越好，就做出了很多看似是为了婴儿好，实际上却是错误的哺乳方式。

①过度清洁乳房和乳头

有的妈妈总觉得自己乳房部位的皮肤不够干净，每次喂奶前都会用消毒纸巾将乳房和乳头擦一遍。实际上妈妈乳房部位的细菌正是婴儿需要的，它们能够帮助婴儿顺利建立肠道菌群。而且频繁用消毒纸巾清洁乳房和乳头有可能让婴儿把消毒剂吃进肚子，容易导致过敏。

②先挤出一些"陈奶"

有的妈妈认为"前面的奶是陈奶，不干净"，习惯每次喂奶时都先挤出一些"陈奶"，等乳汁呈纯白色后再喂婴儿。殊不知前奶可以给婴儿补充足够的水分，还含有大量可以改善婴儿免疫力的免疫球蛋白。

③吸出母乳，再用奶瓶喂给婴儿

有的妈妈觉得母乳喂养不便于掌握婴儿的吃奶量，怕饿着婴儿，便用吸奶器将母乳吸出，再用奶瓶喂给婴儿。这样不仅很麻烦，也不利于母婴感情的建立，还容易让婴儿产生乳头混淆。

小贴士

想知道母乳喂养的量到底合适不合适，妈妈可以参考以下标准：

①每天坚持 8~12 次母乳喂养。

②每次喂完婴儿时至少能够排空一侧乳房。

③喂奶的时候能听到婴儿保持一定节律的吸吮声和吞咽声。

④出生后的第一天和第二天，婴儿至少完成 2 次排尿。

⑤出生后第三天开始，婴儿每天排尿 6~8 次。

⑥婴儿每天排便 3 次以上。

如果婴儿的行为符合以上标准，就表明母乳喂养的量是合适的，既不需要妈妈先把母乳吸出来再用奶瓶喂给婴儿，也不需要家长给婴儿添加配方奶粉混合喂养。

2. 为什么婴儿更容易食物过敏

首先，这是由婴儿的生理结构决定的。成人的肠道中覆盖着以厌氧菌为主的细菌群，这些肠道细菌和它们的分泌物能够形成一层保护膜，堵住肠壁细胞的缝隙。而婴儿的肠道还没有完全发育成熟，需要慢慢建立肠道菌群。只有建立起健康、完整的肠道菌群，才能防止未经完全消化的食物颗粒进入血液引发过敏。

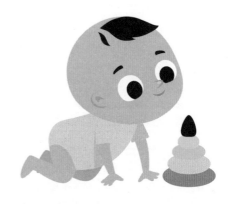

其次，婴儿与外界接触还不多，不能跑不能跳，不能乱摸东西，出门的次数也有限，所以接触性过敏和吸入性过敏对他们来说不太常见。

3. 母乳过敏怎么办

　　母乳过敏的现象也是有的，但是发生率非常低。孩子发生母乳过敏情况时的喂养决策具有较高的复杂性，需要到医院请医生做出判断，家长不能因为自己怀疑婴儿是母乳过敏就不给婴儿吃母乳了。

　　如果在母乳喂养期间婴儿出现过敏症状，家长首先应该排除母乳之外的食物或药物，如钙剂、牛初乳、鱼肝油等。如果确定这些都不是过敏原，家长再考虑要从妈妈的饮食中排除过敏原，即先把一些容易引起过敏的食物从妈妈的饮食中去掉，如牛奶、鸡蛋、海鲜、大豆等。如果这种措施可以明显减轻、缓解婴儿的过敏症状，那么家长需要把之前从妈妈的饮食中减掉的食物再慢慢加回去，从而确定到底是哪种食物导致婴儿过敏。如果这种措施没有减轻、缓解婴儿的过敏症状，那么家长需要咨询专业医生，从而选择适当的喂养方式和方法。

　　还有一点需要注意，哺乳期的妈妈发现自己吃了某种食物后，婴儿出现全身红疹并且伴有瘙痒的症状时，应该立即停止食用这种食物，并且及时带婴儿去医院诊治，因为这种症状属于急性过敏。

4. 怎么添加配方奶粉

　　虽然母乳喂养的好处很多，但在实际生活中，确实有一些不能进行纯母乳喂养的情况，需要给婴儿添加配方奶粉。

（1）哪些情况下需要添加配方奶粉

　　以下情况很可能不宜母乳喂养，需要家长请医生做出专业判断。

①母乳确实不能满足婴儿的生长需求。有的妈妈的乳汁分泌量特别少，无论用哪种方法催乳都不能满足婴儿的生长需求。

②妈妈患有以下疾病时，不能给婴儿喂母乳：结核病、水痘、疱疹，以及处于病毒感染期间的乙型肝炎和丙型肝炎。

③婴儿患有半乳糖血症、苯丙酮尿症、严重的母乳性胆红素血症。

（2）怎么选购配方奶粉

一般来说，普通的配方奶粉会按照适用对象分为1段配方奶粉、2段配方奶粉。其中1段配方奶粉适合6月龄内的正常孩子，2段配方奶粉适合6月龄以后的孩子。

另外，还有一些特殊医学用途配方奶粉，如适度（部分）水解蛋白配方奶粉、深度水解蛋白配方奶粉和氨基酸配方奶粉。到底这些配方奶粉都有哪些特殊用途呢？

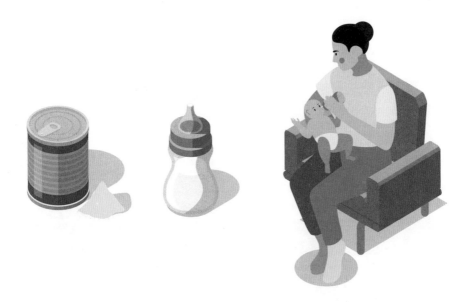

适度（部分）水解蛋白配方奶粉和深度水解蛋白配方奶粉：适合牛奶或羊奶蛋白过敏高风险的孩子，以及肠胃功能较弱的孩子。

氨基酸奶粉：氨基酸配方粉是不含牛奶蛋白的，可以为牛奶过敏的孩子提供营养支持。

特殊医学用途配方奶粉须在医生或临床营养师的指导下单独食用或与其他食物配合食用。

5. 添加辅食时一定要关注食物过敏

孩子满6月龄后，家长就要为其添加辅食。虽然这个时候母乳或配方奶粉还是孩子的重要营养来源，但是单一的母乳喂养已不能完全满足孩子的需要，必须引入其他营养丰富的食物。

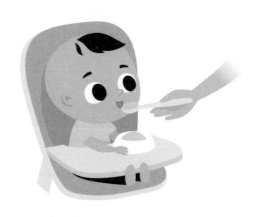

开始给孩子添加辅食时，家长要避免两个误区。一是之所以给孩子添加辅食是因为母乳快没营养了，既然开始喂辅食了就干脆别喂母乳了。二是自己家孩子的母乳完全够吃，辅食的营养没有母乳好，不着急添加辅食。实际上，7~24月龄的孩子既需要母乳也需要辅食。

除了满足孩子的营养需求，满6月龄后开始添加辅食对于孩子来说也是合适的。7~24月龄孩子消化系统、免疫系统的发育，感知及认知行为能力的发展，均需要通过接触、感受和尝试等方式。在接触、感受和尝试中，孩子体验各种食物，从被动接受喂养转变为自主进食。

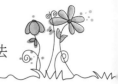

小贴士

如果满6月龄的孩子能做到以下几点，就说明家长可以开始给孩子添加辅食了。

1. 孩子能灵活控制自己的脖颈。

2. 孩子可以在家长的帮助下坐稳或者自己就能坐稳。

3. 孩子喜欢看别人吃饭，并且对吃饭表现出兴趣，闻到食物的香味会不自觉地将脖子往前伸，盯着别人吃东西时会流口水、抢筷子等。

4. 当食物靠近嘴巴时，孩子会张开嘴巴迎接食物，并具备吞咽能力。

5. 孩子的身体状况和情绪都比较好。

需要家长注意的是，"满6月龄给孩子添加辅食"并不是硬性规定，不可僵化地执行。如果孩子刚好身体不适，有便秘、腹泻等情况，适当推迟一两周给孩子添加辅食也可以。如果有家族过敏史，那么建议家长推迟1~2个月再给孩子添加辅食。

（1）辅食添加原则

辅食添加最重要的原则是循序渐进。循序渐进地添加辅食，既有利于保护孩子脆弱的肠胃，也有利于预防、避免和有效控制食物过敏。食物过敏是辅食添加时需家长高度重视的问题之一。

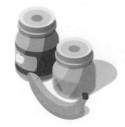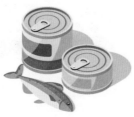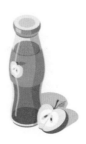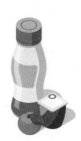

具体的辅食添加原则包括以下几个方面。

①每次只添加一种新食物

每次只添加一种新食物，有利于家长及时发现致敏食物。辅食添加应从富含铁的泥糊食物开始，第一口辅食可以选择肉泥、蛋黄、强化铁的米粉。孩子适应新添加的食物后，也就是连续三天进食同一新食物没有出现过敏的症状后，家长就可以再试着添加另一种新食物。孩子在进食新辅食时，若出现不良反应，家长应及时停止添加该类新食物。

②由少到多

孩子刚开始接触辅食时，只能进食一点点，这既是因为他们还没有掌握进食技巧，也是因为他们的肠胃需要慢慢适应新食物。一开始就给孩子喂很多辅食，容易造成孩子的肠胃负担过重，引起腹胀、腹泻、便秘等不适。家长刚开始给孩子添加辅食时，以尝试为主，先给孩子吃两小勺泥糊状食物，之后根据孩子的反应调整食用量，每天一次。过一段时间再调整成每天两次。

③由稀到稠，由细到粗

添加辅食要坚持从稀到稠、由细到粗的原则，如先添加稀一些的米粉糊糊，等孩子适应后再给孩子添加稠一些的米粉糊糊。蔬菜、水果也应按照先菜泥、果泥后碎菜、碎果的顺序添加。

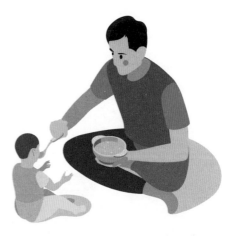

小贴士

每次只添加一种新食物是为了观察孩子过敏不过敏，那么由稀到稠、由细到粗的添加依据是什么呢？

其实，这一原则是为了照顾孩子的咀嚼能力、消化能力、吸收能力。如果孩子吃泥糊状食物后，大便也正常，家长就可以考虑制作粗一点儿的食物。如果孩子的大便中出现了原始食物，如胡萝卜丝、碎叶菜，说明孩子的咀嚼功能还没有发育好，还不能进食粗一些的食物。如果孩子的大便中没有出现原始食物，就说明其消化能力、吸收能力正常，可以进食粗一些的食物。

④辅食自己做，可减少过敏

很多家长给孩子添加辅食的时候，经常会纠结这样一个问题：究竟应该自己做，还是直接买成品辅食？

一般来说，成品辅食的营养比较全面，但成品辅食在制作和加工的过程中难免会加入一些添加剂。有的孩子可能会对添加剂过敏。

另外，有的辅食里面可能含有容易导致过敏的食物，如花生。因此，为了安全起见，有条件的家长应为孩子制作辅食。自己做的辅食有安全、卫生保证，成本也低。

制作辅食之前，家长要了解制作辅食的相关知识，准备好制作工具，包括滤网、研磨碗、榨汁机等。此外，家长还需要掌握基础的烹饪技巧，如蒸、煮、研磨、滤汁等。

小贴士

在家制作辅食时，家长还需要注意以下问题。

1. 家长要了解常见的致敏食物，如牛奶及奶制品、蛋类、大豆及其制品、鱼类、贝类、坚果、小麦等。

2. 蜂蜜和玉米糖浆中可能含有的肉毒杆菌超过 12 月龄以内孩子的消化能力时，也会引起肉毒杆菌中毒。所以，给 12 月龄以内的孩子做辅食时不要添加蜂蜜或玉米糖浆。

3. 做好的辅食在常温下放置不要超过 2 小时。分装冷藏的蔬菜、水果不要超过 3 天，肉制品不要超过 2 天。

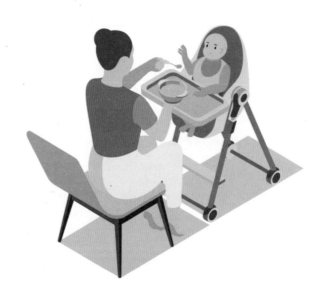

想自己制作辅食的家长可以参考表3-1里的信息。

表3-1　6～24月龄孩子的辅食推荐

	6～7月龄	8～9月龄	10～12月龄	13～24月龄
食物形态	稀一些的泥糊状食物	半固体（孩子能用舌头捣碎）	稍硬、体积稍大（孩子能用牙龈嚼碎）	成形的固体食物，但质地要细、软、烂
宜吃食物	米汤、米粉、蛋黄、苹果、梨、香蕉、南瓜、土豆、红薯、山药等	胡萝卜、包菜、菠菜、冬瓜、西蓝花、青豆、玉米、动物肝脏、鸡胸肉、猪肉等	三文鱼、草鱼、牛肉、面包、面条、猪肝、芹菜、莴笋等	鸡蛋、鹌鹑蛋、鲜虾、豌豆、黑木耳、金针菇、鲢鱼、鲜奶等
慎吃食物	鲜奶、蛋白、蜂蜜、草莓、面包、花生、虾、蟹、盐、糖等	鲜奶、蛋白、蜂蜜、花生、盐、糖等	糖果、巧克力、蜂蜜、花生、鲜奶、蛋白、盐、糖等	香肠、熏肉、果冻、盐、糖等

（2）由近及远，从家人常吃的食物开始尝试

前文已经提过，相比常吃的食物，进口食物更易引起孩子过敏。家长不常吃的甚至从没吃过的食物也易引起孩子过敏。

因此，为了预防孩子过敏，家长在给孩子添加辅食的时候最好先从家人常吃的食物开始，不要一开始就给孩子吃牛油果、三文鱼等进口食物。获取

方便、一家人都爱吃且都不过敏的食物才是餐桌上的最好选择。

（3）不要给 3 岁以内的孩子吃成人的饭菜

从开始给孩子添加辅食时，家长就应该让孩子坐在餐桌前，感受大家一起进餐的氛围和仪式感。

不过，成人和孩子的饭菜不能混淆。一是因为成人饭菜的体积比较大，不适合咀嚼功能还不完善的孩子。二是因为成人饭菜里的油、盐和其他调味料放得比较多，孩子一旦尝试了这种口味重的食物就会对相对清淡的辅食失去兴趣，变得不爱吃辅食。摄入口味重的食物也会加重孩子的肠胃负担。

所以，不要让3岁以内的孩子尝试成人的饭菜，即使是一两口也会影响孩子吃辅食的食欲。满3岁的孩子可以跟成人一起吃同样的饭菜，不过成人的饭菜也要相应地少油少盐。实际上，少油少盐的饭菜对孩子和成人来说都是非常有好处的。

（4）不可忽视口过敏综合征

吃完某种食物后，有的孩子可能会在几分钟之内发生口唇、口腔黏膜、舌头甚至咽喉部黏膜水肿、充血等反应，这种现象称为口过敏综合征。口过敏综合征是过敏发生时消化道症状的主要表现之一，但容易被人忽视。

一般来说，家长观察孩子是否过敏时会把重点放在孩子有没有出现呕吐、腹泻等症状上，很少会在意孩子的嘴巴有无异常。孩子吃完一种食物后，如果出现嘴巴周围发红的情况，很可能只是受到了食物的刺激；如果出现嘴巴变肿的情况，就很可能是过敏了。

孩子年龄小，语言表达能力较弱，还不能准确说出不喜欢某种食物的原因，所以家长如果发现孩子躲避或拒绝吃某一种或某几种食物，而且吃完后嘴巴会变得又红又肿时，就要立即对孩子的口腔进行检查。家长可用一把小勺（也可用扁平的条状物），在保证安全的情况下，轻轻撬开孩子的嘴，压低孩子的舌头，观察孩子的舌头、咽喉等部位是否出现了红肿。如果是，就可确认孩子出现了过敏反应。之后，家长就不要再轻易给孩子吃这种食物。

（5）食材多样化有助于预防过敏

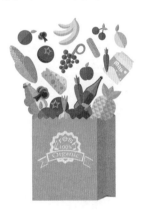

有研究表明，在接触辅食的第一年，若能接触到尽可能丰富的食材，孩子出现食物过敏的风险就可以有效降低。因此，家长应该给孩子提供尽可能丰富的食材。不过，家长在给出现过敏症状的孩子添加辅食时，应该谨慎一些。

在给孩子添加辅食的时候，家长可能经常会遇到这样的情况：对于新添加的食物，孩子不喜欢吃，甚至一点儿都不碰；对于之前很爱吃的某种食物，孩子突然排斥起来。有的家长认为，孩子不喜欢吃，以后就不用再给孩子准备这种食物了。实际上，孩子对于食物的选择和喜好是经常变化的：今天不喜欢吃胡萝卜，下个星期又吃了起来；半年前碰都不碰的煮虾，现在又爱吃得不得了。这些情况对于孩子来说都是很常见的，所以家长不要勉强孩子吃他不喜欢吃的某种食物，一段时间后再将这种食物放在餐桌上，观察孩子的反应就可以了。

（6）含有添加剂的食物要少吃

在给孩子添加辅食的过程中，很多家长会有这样的疑问：同一种食物，自己做的就不会让孩子出现过敏症状，为什么买回来的会让孩子出现过敏症状？如果遇到这种情况，家长就需要考虑一下是不是添加剂引发的过敏。

人工色素、香精和其他食物添加剂，已经随着食品的工业化生产而逐渐成为我们饮食中的一部分。虽然说这些添加剂的使用量、使用范围都有明确的规定，吃了含有多种添加剂的食物也不会马上不舒服，但是这些添加剂对人体的免疫系统是没有好处的。食物中的添加剂进入人体后，会使人处于致敏状态，很容易出现血管扩张、皮肤瘙痒、水肿等过敏症状。更何况一些不良商家会过量、违规使用添加剂，所以家长应少让孩子吃含有添加剂且营养不丰富的食物，如火腿肠。

小贴士

家长不可能完全不给孩子吃外面买来的食物，所以应掌握选购健康食物的方法。

在购买食物时，家长一定要仔细阅读食物配料信息，看看该食物是否含有过多的添加剂。

一般来说，粉末状食物中的食品添加剂比液体食物中的要少，所以家长在购买食物时应尽量选择粉末状食物，少买液体食物。

泥糊状食物含有水分，为避免变质，厂家往往会添加防腐剂，所以家长尽量不要选购此类食物。

需要注意的是，有的食物含有的添加剂比较少，但遇上潮湿的环境时很容易腐烂变质，因此要尽快食用、妥善保存。

（7）会让父母过敏的食物要晚点儿吃

如果家族有过敏史，孩子出现过敏的可能性就较大。让孩子晚点儿再尝试会让父母过敏的食物能在一定程度上预防过敏，从而确保孩子获得充足的营养。

也不是说会让父母过敏的食物一定会让孩子过敏，家长更不能因此而禁止孩子尝试这些食物，应让孩子慢慢接触这些食物。

（8）平衡营养与预防过敏

在孩子的喂养问题上，尤其是对有家族过敏史或者出现过过敏症状的孩子，许多家长会在不自觉中走向两个极端，难以做到营养与预防过敏的平衡。

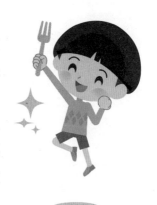

有的家长会觉得保证孩子的营养是最重要的，所以对于那些富含营养但很可能导致过敏的食物一点儿都不在意，依旧让孩子食用。有的家长唯恐孩子生病、过敏，把有可能会导致过敏的食物全部拉进"黑名单"，不顾及孩子的营养摄入。实际上，营养与预防过敏并不是完全对立的，家长完全可以平衡两者之间的关系，让孩子既吃得营养，又不出现过敏症状。

如果孩子正处于食物过敏的阶段，那么不管多有营养的食物，只要有加剧过敏的可能，就一定不能让孩子吃。为了保证营养，家长可以选择含有相同营养而不易致敏的替代食物。例如，孩子对海鲜过敏时，家长就可以选择牛奶或者豆制品给孩子补充蛋白质。除了要警惕易致敏的食物，家长还要多注意食物中隐藏的致敏成分。在日常生活中，很多食物都含有鸡蛋、牛奶、坚果等成分，家长稍有疏忽就会让孩子误食。因此，家长给孩子购买食物或者制作食物的时候要多注意查看食物成分表或者食材配料信息。

（9）辅食应尽量保持原味

成人的饮食中有油、盐、酱、醋才好吃，但是对于孩子来说，清淡饮食才是最健康的。所以，给孩子制作辅食时要尽量保持食物的原味。即使是五六岁的孩子，也应少吃重口味的食物。

口味清淡的食物不仅有助于预防食物过敏，还有助于提高孩子对不同食物的接受度，降低偏食、挑食的风险。

小贴士

常见调味品的添加方法。

1. 关于食盐

0～12月龄孩子的食物中完全不需要添加盐。

13～24月龄的孩子可以继续保持吃原味辅食的习惯，每天的食盐摄入量也不能超过1克。

25～36月龄的孩子每天的食盐摄入量不超过2克，包括火腿等零食和酱油等调味品中的盐分。

4～6岁孩子每天的食盐摄入量不超过3克。

2. 关于酱油

酱油的味道比较重，0～12月龄的孩子不要吃酱油。

满1岁的孩子可以吃少许酱油。但是要注意，酱油多是由大豆制成的，所以对大豆过敏的孩子不能吃酱油。

3. 关于醋

醋的酸味比较重，孩子往往不喜欢。未满2岁的孩子吃醋过多，也容易形成重口味，对健康不利。根据营养专家的建议，孩子宜在2岁以后尝试吃醋。

4. 关于食用油

食用油能为孩子补充能量和脂肪酸，宜在辅食中适当添加。

不过，对大豆或者花生过敏的孩子不能食用大豆油或花生油，可以选用玉米油、菜籽油或橄榄油。如果选用调和油，家长就要注意食物配料表里面有没有大豆或者花生。

5. 其他调料

除了上面提到的食盐、酱油、醋和食用油，家里常用的调味品还有花椒、胡椒、八角、五香粉等。这些调味品味道太重，不适合1岁以内的孩子吃，也不太适合年龄稍大的孩子吃。过敏体质的孩子，更不要食用这些调味品。

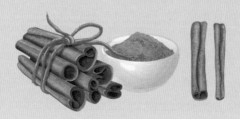

常见的易致敏食物

食物的种类很多，容易引起过敏的只是其中很少的一部分。绝大部分儿童的过敏反应是由以下几类常见的食物引起的：蛋类、鱼类、贝类、奶类、豆类、坚果类和小麦。其他食物如鸡肉、猪肉、牛肉、西红柿、芹菜、胡萝卜、花椒、竹笋、猕猴桃等也可能诱发过敏，但并不常见。

对这些食物过敏的孩子，不仅不能吃这些致敏食物，而且不能吃其他含有此类成分的食物。下面重点介绍最容易引起过敏的食物。

1. 牛奶

众所周知，牛奶已经成为人们日常饮食中的一部分。牛奶含有丰富的营养物质，对孩子的成长很有帮助，所以家长常常会让孩子多喝牛奶。不只是孩子需要喝牛奶，成人也需要从牛奶中获取优质的脂肪、蛋白质和钙。牛奶制品也有很多，如酸奶、奶酪、冰激凌、奶油、黄油等。牛奶在人们的生活中扮演着越来越重要的角色。

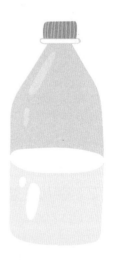

但是，对于对牛奶过敏的人来说，牛奶及奶制品都是生活中需要避开的食物。不过，随着年龄的增长，大多数孩子牛奶过敏的症状会逐渐消失。

（1）牛奶过敏的症状

牛奶过敏最常见的症状有呼吸道症状、肠道表现、耳鼻感染、皮肤症状和行为反应。

● 呼吸道症状主要表现为鼻塞和呼吸不畅。如果孩子总是莫名地出现呼吸道症状，家长就要考虑孩子是不是牛奶过敏了。

● 肠道表现一般包括大便长期有黏液，经常性便秘等症状。

● 耳鼻感染。牛奶过敏易导致耳鼻反复感染。在不确定感染的原因时，家长不要盲目使用抗生素，因为抗生素和过敏原会一起攻击免疫系统，极大地影响孩子的健康。

● 皮肤症状。湿疹和其他慢性皮疹在孩子中是很常见的。如果孩子身上出现了用激素药膏都无法消除的湿疹或皮炎，家长就需要考虑牛奶过敏的可能性。

● 行为反应。牛奶过敏的婴儿不舒服却又说不出来，就会出现爱哭、睡不安稳、暴躁、多动等行为。牛奶过敏还会导致肠痉挛，这种症状在0～6月龄的婴儿中比较高发。

家长如果发现孩子有以上一种或几种症状，并排除换季、孩子生病等因素后，就要考虑牛奶过敏的可能性了。即使确定孩子出现的是牛奶过敏的症状，家长也不要盲目给孩子用药，以防损害孩子的免疫力。

（2）婴儿牛奶过敏怎么办

回避致敏食物是根治食物过敏的唯一方法，前提是知道引起过敏的食物。牛奶是婴儿最常见的致敏食物，但因为是婴儿各种营养物质的主要来源，所以家长不宜采用回避的方式。对于牛奶过敏的孩子，如果原来是母乳喂养，而且过敏症状比较轻，妈妈应坚持母乳喂养，同时限制自己摄入牛奶、鸡蛋、鱼、坚果等食物，不过要补充矿物质、维生素；如果原来是配方奶粉喂养，家长就需要给孩子换用特殊医学用途配方奶粉，如适度（部分）水解蛋白配方奶粉、深度水解蛋白配方奶粉、氨基酸配方奶粉。如果在使用深度水解蛋白配方奶粉的过程中，孩子仍然出现过敏症状，可能是因为孩子对深度水解蛋白配方奶粉中的残留过敏原发生了反应。此时，家长应该在专业医生的指导下将孩子的奶粉换成氨基酸配方奶粉。其他哺乳类动物的配方奶粉，如山羊奶、绵羊奶、水牛奶和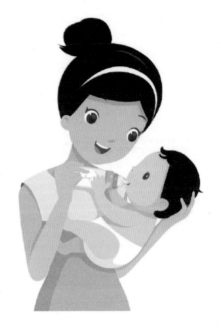马奶等，由于很有可能存在与牛奶的交叉过敏，所以不宜让牛奶过敏的孩子食用。大豆配方奶粉的价格比特殊医学用途配方奶粉低很多，但是据统计，10%～35%牛奶过敏的婴儿同时对大豆蛋白有不良反应，又因为大豆配方奶粉中含有高浓度的植酸、铝和植物雌激素（异黄酮），也可能会引起不良反应，所以牛奶过敏的孩子也不宜食用大豆配方奶粉。

（3）牛奶过敏的检测

皮肤点刺试验和IgE血液检测可用来检测孩子是否牛奶过敏。只是对于1岁以内的孩子来说，它们的检测结果不够准确，也容易受到其他因素的影响。对于年龄大一些的孩子或者成人来说，这两项检测的结果会比较准确。

（4）可能引起牛奶过敏的其他食物

除了牛奶和普通配方奶粉，可能引起牛奶过敏的其他食物还有酸奶、奶酪、黄油、奶油、冰激凌、面包、蛋糕、饼干、山羊奶、骆驼奶等。

（5）怎么平衡牛奶过敏与饮食的关系

牛奶营养丰富，如果因为牛奶过敏就要避开所有含有牛奶的食物，许多家长会担心孩子的营养问题。确实，牛奶含有优质的蛋白质、脂肪和钙，可以为孩子提供充足的营养。但是，牛奶并不是完全无法替代的。只要多加注意，即使避开所有含有牛奶的食物，家长也能为孩子提供充足的营养。

如果需要为孩子补钙，家长可以选择一些富含钙的食物，如豆奶、椰奶等。

● 豆奶：豆奶适合2岁以上的孩子食用，含有与牛奶非常接近的营养。不过，很多对牛奶过敏的孩子也会对大豆制品过敏，家长要多留意孩子进食豆奶后的反应。如果孩子对大豆制品不过敏，豆奶是非常好的牛奶替代品。

● 椰奶：椰奶的脂肪含量高，含少量的蛋白质和碳水化合物。

优质蛋白质和脂肪的食物来源也很多，家长可以为孩子提供以下食物：鱼、瘦肉、坚果、牛油果、全谷物。

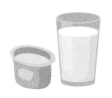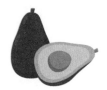

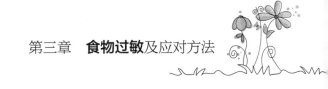

2. 鸡蛋

鸡蛋可以说是公认的营养丰富、物美价廉的食物。所以，很多家长在给孩子添加辅食的时候，会从添加鸡蛋开始。然而，鸡蛋尤其是蛋白是容易致敏的食物之一。给孩子添加鸡蛋时，家长可以先让孩子尝试蛋黄。

鸡蛋过敏主要发生在婴幼儿时期，大多数对鸡蛋过敏的人会随着年龄的增长而脱敏。0～4岁是鸡蛋过敏的高发时期，因此家长要重点关注鸡蛋过敏。

（1）添加鸡蛋时的注意事项

家长在确定孩子对蛋黄不过敏后，才可以根据实际情况有分寸地添加蛋白。每天的鸡蛋添加量不要超过1个。

（2）鸡蛋的隐藏来源

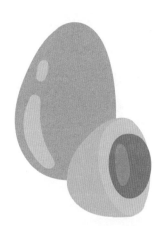

在日常饮食中，鸡蛋的隐藏来源有很多，如蛋黄酱、沙拉酱、肉丸、冰激凌、牛轧糖、饼干、面包、蛋糕，以及某些面条。

家长在购买食物的时候一定要查看食物配料表，拒绝给孩子购买含有鸡蛋的食物。

（3）孩子鸡蛋过敏了怎么办

①早诊断

孩子吃鸡蛋后如果出现了呕吐、急性腹泻、湿疹等情况，家长就需要带孩子去医院进行皮肤测试，确定孩子是不是对鸡蛋过敏。

②用益生菌缓解过敏症状

益生菌能够在一定程度上改善孩子的过敏症状。

③停半年再添加

如果已经确定孩子对鸡蛋过敏，家长就应马上停止给孩子喂食鸡蛋和一切与鸡蛋有关的食物，半年之后再尝试给孩子喂食鸡蛋。尝试给孩子加回鸡蛋时，家长切不可着急，十天半个月就给孩子试一次，会使孩子的过敏情况更严重。

④替代食物

鸡蛋中的营养很丰富，从鸡蛋过敏体质的孩子的饮食中除去鸡蛋，可能会使孩子出现营养不均衡的现象。因此，家长要找到鸡蛋的替代食物，适当为孩子补充营养。

● 蛋白质替代食物：牛奶、鱼肉、鸡肉、坚果、大豆。

● 硒替代食物：鱼肉、牛肉、鸡肉、坚果。

● 维生素B_2替代食物：牛奶、深绿色蔬菜、杂粮。

● 维生素B_5替代食物：牛奶、鱼肉、杂粮。

● 维生素B_{12}替代食物：鱼肉、牛奶。

● 铁替代食物：鱼肉、大豆、坚果。

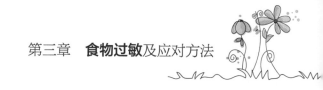

3. 坚果

花生与树生坚果的过敏反应状况和检测手段（如反应的严重程度、诊断检测、排除食物来源等）几乎是完全相同的。

（1）花生过敏的症状

在所有的食物过敏中，花生既是常见的致敏食物，也是十分容易引起严重过敏反应的食物。花生造成严重的全身性过敏反应的概率远比小麦和牛奶高。花生过敏的症状有面部水肿、口腔溃疡、荨麻疹，严重的还有可能导致窒息、危及生命的急性喉水肿。

花生过敏是由于花生中所含有的种子蛋白会诱发免疫系统产生异常反应。因此，花生过敏的孩子不要食用花生或含有任何花生成分的食物。如果孩子对花生过敏，哺乳期的妈妈也要回避花生。如果只有孩子的爸爸对花生过敏，妈妈在孕期不需要刻意避开花生，在哺乳期的饮食中添加花生可以通过母乳让孩子避免花生过敏。

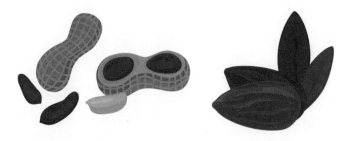

（2）花生种子蛋白的其他来源

含有花生种子蛋白的食物主要有花生油、冰激凌、花生酱、糖果、巧克力棒、酱汁、卤汁、谷类食品等。

（3）花生过敏会消失吗

花生过敏通常会伴随过敏者的一生，而且过敏者吃下极其微量的花生或花生油都会引发严重的过敏反应。

（4）树生坚果过敏

这里所说的树生坚果包括核桃、杏仁、腰果、栗子、夏威夷果、开心果、榛子等。椰子虽然也长在树上，但是属于水果。

孩子若对一种树生坚果过敏，并不代表他对其他的树生坚果也过敏。一般情况下，家长可以让孩子从接触一种树生坚果开始尝试。

4. 鱼和甲壳贝类

鱼类体内含有组胺。当人体缺少可以分解组胺的物质时，一旦组胺被人体吸收，进入免疫系统，就会引起过敏反应。鱼类引起的过敏没有办法通过饮食来改善。相比之下，贝类引起的过敏更加常见也更加严重。

鱼类和贝类过敏的孩子会出现以下症状：脸部潮红、皮肤过敏、眼结膜充血、头痛、头晕、心悸、口渴、喉咙烧灼感和嘴唇红肿等。有的孩子还会出现四肢麻木、全身无力、烦躁不安，甚至哮喘、呼吸困难、晕厥等症状。

容易引起过敏的鱼类主要有青皮红肉的鱼类，如竹荚鱼、鲐鱼、金枪

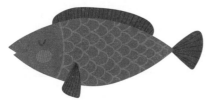
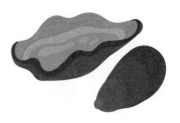

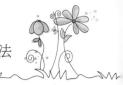

鱼、秋刀鱼、沙丁鱼、金线鱼等海鱼和淡水鱼鲤鱼。这些鱼的活力比较强，皮下肌肉的血管比较发达，血红蛋白含量高，含有较高的组氨酸，组氨酸在组氨酸脱羧酶的作用下脱羧形成组胺。容易引起过敏的贝类主要有螃蟹、虾等甲壳类食物和蛤蜊、牡蛎、扇贝、贻贝等软体动物。

另外，鱼类在放置期间有一个自溶的过程：释放组氨酸—脱羧—组胺。组胺积蓄得越多，越容易引起过敏反应。因此，家长一定不要让孩子吃不新鲜或腐败变质的鱼。

有过敏史和家族过敏史的孩子应在3岁以后再吃鱼类和贝类。

5. 大豆

大豆被认为是健康食物，豆奶、豆浆、豆腐等豆制品是人们补充植物蛋白质的重要来源。大豆既可用来制作酱油等调味品，也可作为卵磷脂添加在许多保健品中。

绝大多数大豆过敏患者的反应是比较轻微的，以皮肤反应居多。而且大多数对大豆过敏的孩子会随着年龄的增长慢慢不再过敏。

大豆过敏的人应避免食用含有大豆的食品，如豆腐、豆芽、腐竹、酱油、豆豉等。凡在食品的成分列表中出现"大豆""水解大豆蛋白""黄豆""大豆卵磷脂"的食物，家长都不应买给大豆过敏的孩子吃。大豆的其他来源包括人造黄油、蛋黄酱、巧克力、炸鸡块、香肠、坚果酱、花生酱、大豆蛋白肉、植脂末、味噌等。

大豆中的营养成分可以通过以下食物来获取。

● 蛋白质替代食物：鸡肉、鱼肉、鸡蛋、牛奶、坚果。

● 维生素B_1替代食物：动物肝脏、肉类、坚果。

● 维生素B_2替代食物：牛奶、深绿色蔬菜、杂粮。

● 维生素B_6替代食物：杂粮、肉类。

● 钙替代食物：牛奶、奶酪。

● 铁替代食物：鱼肉、大豆、坚果。

● 硒替代食物：牛肉、鸡肉、鱼肉、坚果。

6. 小麦、麸质

小麦过敏的过敏原是小麦蛋白，典型症状包括腹泻、腹胀、便秘、皮肤红肿、皮肤瘙痒等。婴幼儿患者以胃肠道症状为主，如呕吐、腹痛、腹泻，也会有一些皮肤症状，如反复湿疹、荨麻疹、血管性水肿、皮肤瘙痒等。学龄儿童患者以皮肤症状为主，可能还会伴有呼吸道症状，如流涕、鼻塞、咳嗽、喘息、胸闷及呼吸困难等。

麸质是一种存在于小麦、大麦和黑麦中的蛋白质。麸质过敏主要累及皮肤，可能会伴随呼吸道、消化道症状，严重时可危及生命。

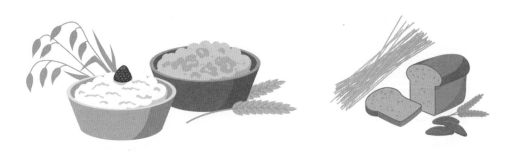

小麦过敏、麸质过敏的诊断与上面介绍的食物过敏类似，以"食物回避+激发试验"为主，辅以皮肤点刺和血液试验。

小麦过敏、麸质过敏的主要治疗措施就是严格回避过敏原，既要注意在饮食中回避小麦及其制品，也要避免吸入面粉。随着年龄的增长，多数孩子对小麦、麸质的过敏症状会逐渐减轻甚至消失。

（1）小麦、麸质的常见和隐藏来源

小麦、麸质的常见来源包括馒头、水饺、包子、饼、面包、饼干、蛋糕、面条等。小麦、麸质的隐藏来源需要家长多加注意，包括糖果、巧克力棒、大豆蛋白肉、牛肉干、肉丸、沙拉酱、香肠、沙拉汁。

（2）无麸质饮食的替代食物

小麦过敏、麸质过敏的人需要在饮食中回避小麦及其制品，可以把下面这些食物磨成粉后再制作成面食食用：荞麦、玉米、大米、高粱、大豆、木薯、小米、燕麦、土豆、藜麦。

食物过敏了怎么办

食物过敏的症状有时出现得迅速、明显；有时看起来轻微却在不断加深。无论如何，家长都不能对食物过敏坐视不管，不能寄希望于它自己慢慢消失，要用正确的方法应对食物过敏。

1. 找出食物过敏原

找出食物过敏原，对于孩子过敏症状的缓解和过敏的治疗至关重要。

孩子食用某一食物后立即出现恶心、呕吐、腹痛、腹泻、皮肤瘙痒、湿疹、荨麻疹等过敏症

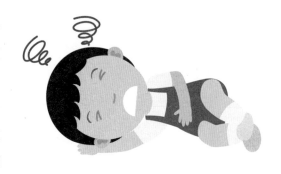

状时，家长容易判断出是哪种食物引起了过敏反应。孩子食用某种食物几个小时后才出现过敏症状的情况，就增加了家长判断过敏原的难度。因此，家长要多留心孩子的饮食状况，这对及时、准确排查过敏原十分重要。

对于疑似的致敏食物，家长要仔细做饮食记录，包括孩子在什么时间吃了这些食物、吃了多少、吃后多久才出现过敏症状等。只要这样连续记录几次，家长就能发现其中的规律，很快找出致敏食物。

找出致敏食物后，家长还应在医生的专业指导下进行详细的排查。

另外，家长在给孩子添加辅食的时候要循序渐进，这样既有利于保护孩子脆弱的肠胃，也有利于预防、避免和有效控制食物过敏。

2. 对因治疗食物过敏

食物过敏需要对因治疗，也就是先找到食物过敏的原因，再根据这个原因找到有效的治疗方法。

有些孩子对牛奶过敏，每次喝牛奶都会出现过敏反应。对此，科研人员利用水解技术把一个完整的牛奶蛋白分解成很多很小的部分，既保留了牛奶蛋白的营养成分，也使牛奶蛋白的致敏性明显降低甚至直接消失。根据水解的程度，水解蛋白可以分为部分水解、深度水解和氨基酸配方。这也就是我们熟悉的适度（部分）水解蛋白质配方奶粉、深度水解蛋白质配方奶粉和氨基酸配方奶粉。

对于其他类型的食物过敏来说，脱敏治疗很有成效。所谓脱敏治疗，指的是用逐渐增加微量致敏食物的方式逐步诱导过敏者体内对于过敏原的耐受程度，最终达到治疗过敏的目的。

3. 益生菌治疗食物过敏

人体中的B细胞是一种中性细胞，受到不同的外来刺激后，会产生不同的抗体。受到菌的刺激时，它会产生抗感染的IgG（免疫球蛋白G）、IgA（免疫球蛋白A）和IgM（免疫球蛋白M）；受到过敏原的刺激时，它会产生诱发过敏的IgE。

益生菌作为细菌的一种，既可以活化肠道的上皮细胞，增强肠道的屏障功能，避免过敏原进入血液，也能够刺激B细胞增殖，使IgG、IgA、IgM的抗体水平上升，降低B细胞对过敏的反应。即使有少量过敏原进入血液，过敏也没有太大的机会发生。因此，为了防止过敏，家长可以为孩子补充适量益生菌。

孩子不**过敏**的秘密

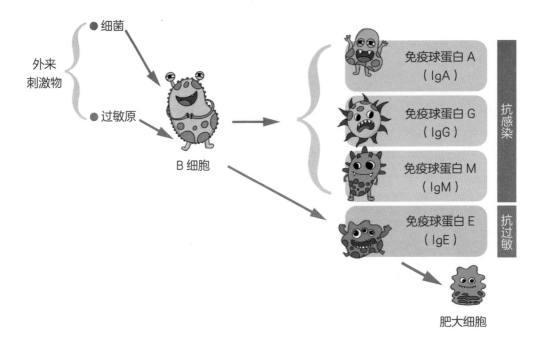

家长不用担心服用益生菌会破坏肠道内的菌群。调节肠道内菌群，使肠道更加健康。

需要注意的是，治疗过敏的益生菌必须是活菌，而且至少需要持续使用3~6个月。这样的益生菌能够在肠道中存活下来并进行繁殖，产生过敏抗体。

用益生菌给孩子改善过敏时，家长需要注意以下几点。

①益生菌可以和食物或营养补充剂一起食用，但在补充益生菌的时候，一定要停止食用致敏食物，回避过敏原。抗生素不仅会杀死有害细菌，也会破坏益生菌。所以益生菌与抗生素应分开使用，两者的使用间隔至少两个小时。

②活菌数量会影响治疗效果，因此家长不要选择活菌数量较少的益生菌。有的家长会给孩子选择含有益生菌的配方奶粉，觉得这样能一举两得，

既补充了营养又补充了益生菌。但是，这种配方奶粉虽然对预防过敏有用，但起不到治疗过敏的作用。各种益生菌的活菌数量相差较大，家长应根据产品的安全提示正确补充。

③益生菌怕高温，对保存环境的要求很高。家长应仔细阅读产品包装上的信息，并按照要求保存益生菌。

4. 躲避疗法治疗过敏

明确孩子对某种食物过敏后，家长要让孩子完全躲避这种食物至少半年，这就是躲避疗法。躲避疗法的目的是让身体"忘记"过敏原。

躲避疗法的重点是完全躲避，所以家长要让孩子躲避含有过敏原的食物。一个孩子如果对牛奶过敏，在日常饮食中只是完全拒食牛奶，却不拒食含有牛奶成分的面包、蛋糕、甜点，并不是在使用躲避疗法，也无法达到治疗过敏的效果。只有完全拒食过敏原，才有可能用躲避疗法治疗食物过敏。

随着孩子胃肠道功能的逐渐成熟和免疫系统的逐渐完善，孩子可能会对致敏食物产生耐受。家长要注意观察孩子的生长状况，除非孩子出现过严重的过敏反应，家长可以在躲避半年之后给孩子进食少量致敏食物，以确定孩子是否还需要继续避食。如果没有出现过敏反应，说明孩子已经产生耐受，可以不再避开该食物。当然，家长也可以带确诊过敏的孩子每年复诊一次，确定其是否仍然会对此种食物过敏。

5. 积极预防食物过敏

即使孩子没有发生过食物过敏，家长也要积极预防孩子食物过敏。如果孩子发生过食物过敏，家长可以通过以下措施积极应对孩子的过敏问题。

（1）延长母乳喂养时间

坚持母乳喂养有助于预防孩子食物过敏，母乳喂养的时间越长，预防效果越好。世界卫生组织建议母乳喂养持续到孩子2岁。有研究表明，在母乳喂养期间给1岁以上的孩子引入牛奶，可以大大降低孩子对牛奶和其他食物过敏的风险。这是因为母乳中有大量的免疫成分。

（2）延后易致敏食物的引入时间

延后易致敏食物的引入时间，也有利于预防孩子食物过敏。

●乳制品：包括牛奶、奶酪和酸奶，适合在孩子12个月大时引入。

● 小麦：适合在孩子9个月大时引入，但要控制好量。家长不能因为孩子喜欢吃此类食品就无限制地为其提供。为孩子提供此类食品时也要提供一些谷物，如燕麦、玉米、大米。

●花生：一般适合在孩子12个月大时引入。

●树生坚果：适合在孩子9个月大时引入。不过需要家长注意的是，引入树生坚果时，最好以坚果酱的形式引入，以防孩子被噎到。

●鱼和甲壳贝类：适合在孩子12个月大时引入。

●鸡蛋：适合在孩子9个月大时引入。家长可以先让孩子吃蛋黄，在孩子12个月大时再引入蛋白。

●大豆：适合在孩子9个月大时引入。

（3）尽量避开儿童零食

随着生活水平的不断提高，越来越多的儿童零食摆到了超市的货架上。补维生素的、健脾胃的、补钙的、磨牙的，让人眼花缭乱，家长恨不得把所有好吃的东西都买回家给孩子尝尝。但是，孩子在2岁之前应尽量避开这些儿童零食。

即使这些儿童零食看上去很健康，商家各种标榜健康、无防腐剂等，家长也不要让孩子食用它们，因为它们很可能会干扰孩子对天然食物的喜好。多接触天然的、新鲜的、少加工的食物，才能保护孩子的味蕾，让孩子养成清淡的口味、健康的饮食习惯。这不仅对预防食物过敏有好处，也有利于孩子现在及以后的身体健康。

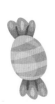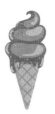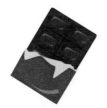

6. 学会看食品配料信息

如果孩子发生过食物过敏，家长除了要在日常饮食中避开这些致敏食物，还要知道这些致敏食物中的过敏原有可能藏在哪些食物里。家长在购买食品时，一定要认真看食品标签，确保购买的食品中没有这些致敏成分。

食用淀粉等食品中就很可能含有玉米、大豆、花生、小麦。大豆是大多数加工食品的组成部分，也会作为卵磷脂被添加在许多保健品中。如果孩子对大豆过敏，那么家长需要避开购买含有大豆、水解大豆蛋白、大豆卵磷脂的食物。看到食品包装上注明的"该生产线（设备）也生产花生制品"时，发生过花生过敏的孩子的家长也不要购买这种食物。如果孩子对麸质过敏，家长在购买燕麦产品的时候就要注意，应购买标注为"无麸质"的燕麦产品。

总之，家长在有疑问或拿不准想购买的食品的安全时，就应该选择不购买，不能高估孩子对致敏食物的抵抗力，以免让孩子再次发生食物过敏。

7. 日常生活多注意

（1）用心观察，详细记录

家长应该在日常生活中用心观察并详细记录孩子的饮食信息，包括一日三餐吃了什么食物，还吃了哪些水果、点心等加餐食品。对于怀疑孩子是食物过敏，但还没有确定是哪种食物引起过敏的情况，家长更要仔细观察引起孩子过敏反应的可疑食物，如摄入量、从进食到出现症状的时间、过敏症状等。

不同孩子对食物的过敏反应并不相同，家长用心观察并进行详细记录，有利于医生做出正确诊断。

（2）再度试验，避免误判

过敏原的确认不是那么简单的，家长找出可疑的过敏原后，还需要对其一一进行持续测试、跟踪观察，并记录下所观察到的情况，直到所有可疑食物测试完毕。家长进行二次试验时要等孩子的过敏症状全部消失后，采取循序渐进、少量给予的方式让孩子再次尝试可疑致敏食物并做好详细记录。孩子出现过敏反应后应该及时就医，确认过敏原。家长手上的记录是帮助医生做出判断的重要依据。

另外，为了确保试验结果的准确性，家长要排除花粉较多或家里装修等因素。

（3）慢性过敏不容忽视

急性过敏很容易被发现，如嘴唇红肿、呕吐等。相比之下，很多慢性过敏常常会被忽视。

当孩子出现治疗效果不明显的胃食道反流症，稀水便且排便次数增多，大便中含有血丝或黏液，不明原因的腹痛、肠绞痛、厌食、顽固性便秘、肛周红肿等情况时，家长要考虑孩子是不是发生了食物过敏，并积极寻求专业医生的帮助。

如果慢性过敏一直被当成其他病症进行治疗，会让过敏变得更加严重，也不利于孩子的身心健康。

8. 食物过敏与育儿理念有关系

食物过敏不仅和孩子的生理发育有关系，还与家长的一些错误育儿理念有很大的关系。

生怕饿坏孩子便让出生不久的孩子喝配方奶粉；家里要经常使用消毒剂，坚持使用消毒湿巾给孩子擦手、擦嘴；孩子一出现高热、感冒就应该立即使用抗生素，不然病情就会恶化；某种食物有营养，不惜一切代价让孩子吃，即使过敏了也要让孩子吃；某种食物有坏处，要杜绝孩子食用；喜欢给孩子买进口食物，认为进口食物一定是好的；等等。这些错误的育儿理念都有可能增加孩子食物过敏的风险。

9. 补充维生素 C 有助于缓解过敏症状

维生素C存在于多种新鲜的蔬菜、水果中，是人体必需的营养素之一。维

孩子不**过敏**的秘密

生素C不仅可以减少人体内因新陈代谢产生的自由基，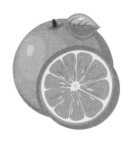
还可以缓解过敏症状。从这一点来看，维生素C特别适
合易过敏体质的人食用。有临床试验证明，维生素C能
在一定程度上缓解过敏症状，结合药物一起使用，效
果更佳。

当然，维生素C缓解过敏症状的作用也很有限。它只有在缓解以下过敏疾
病的症状时，才能起到一定的作用。

（1）过敏性皮炎

过敏性皮炎会使皮肤损失一定的胶原蛋白，在紫外线的影响下又会使皮
肤出现脱皮等病症。维生素C能抗氧化、促进胶原蛋白合成，从而增加皮肤的
水润度，缓解皮肤的过敏症状。

（2）过敏性鼻炎

维生素C能抑制组胺生成，降低毛细血管的通透性，减少组织液的渗出，
从而在一定程度上减轻流涕、打喷嚏等过敏症状。对于过敏性鼻炎造成的鼻
黏膜糜烂、溃疡等症状，维生素C也具有一定的修复作用。

（3）过敏性紫癜

过敏性紫癜会增加毛细血管的脆性和通透性，引起皮肤黏膜及一些器官
出血。维生素C作为一种强还原剂，可以保护血管内皮细胞不被氧化损伤，还
有助于毛细血管恢复弹性。

需要家长注意的是，维生素C虽然对缓解上述过敏性疾病症状有用，但是
也不能过量补充，否则会导致其他疾病。

补充维生素C的途径有很多。最安全有效的方式是食补，也就是通过食物来补充维生素C。易过敏体质者从食物中获取维生素C是比较安全的，一是很少出现摄入过量的情况，二是基本不会引起不良反应。通过食物补充维生素C也相对容易。日常生活中富含维生素C的食物有很多，如西红柿、西蓝花、草莓、橙子、猕猴桃等。

家长还可以让孩子通过服用维生素C药剂来补充维生素C，但需要在医生的专业指导下服用。补充维生素C药剂时，要避免与其他药物同时服用，以免影响功效；不宜空腹补充，宜在餐后补充。此外，维生素C药剂不宜天天补充，否则会引起胃痛、肠功能失调，还有可能影响红细胞的产生，使人感到身体虚弱、疲劳。维生素C药剂应避光、低温保存，以防变质失效。

10. 少吃加工食品

商家会在加工食品中加入添加剂，如人工色素、香精、甜味剂等。这些添加物虽然会使食物闻起来更香，看起来更漂亮，吃起来更美味，保存时间也更长，但是会改变食物中的蛋白质结构，提高致敏性。因此，家长应尽量让孩子少吃加工食品，自己制作食物给孩子吃。

11. 为孩子准备一份致敏食物清单

俗话说，好记性不如烂笔头。对于家长有过敏史或孩子发生过食物过敏的家庭，为孩子准备一份致敏食物清单是非常有必要的。

家长有过敏史，但孩子还未出现食物过敏的情况下，家长应在清单上记录好导致家人过敏的食物，以及一些容易引起过敏的食物，以便在为孩子准备食物时有所参考。

孩子已经对一些食物有过敏反应的情况下，家长应在清单上记录好孩子对哪些食物过敏、过敏反应是轻症还是重症、某种食物最后一次引起过敏反应是什么时候等信息。另外，家长还需要记录一些容易引起过敏的食物，以便在给孩子准备食物时能有所参考。

有准备、有目的地为孩子准备一份致敏食物清单，可以维护孩子的身体健康。

12. 易过敏体质的孩子外出就餐时的注意事项

外出就餐越来越普遍，尤其在周末或者节假日时，一家人外出就餐是常态。外出就餐对于一个不过敏的孩子来说没有那么多讲究，只要干净卫生、适合孩子口味就可以了；对于易过敏体质的孩子来说就不一样了。家中有易过敏体质孩子的家长带孩子外出就餐时就要特别小心。

（1）选择卫生、正规的中餐馆

一些卫生条件差、不太正规的就餐地点，如路边摊、环境差的小饭馆等，并不适合带着孩子去就餐，更不适合带着易过敏体质的孩子去就餐。

家长带过易敏体质的孩子外出就餐时，要尽量选择中餐馆。因为西餐中常见的奶油、奶酪、蛋糕等食物往往含有牛奶、鸡蛋、小麦等容易引起过敏的原料。中餐就相对好一些，家长能分辨出里面的原材料。

（2）提前告知服务员过敏原

在外面的餐馆就餐时，家长一定要提前告诉服务员孩子对什么食物过敏，请其标注在菜单上，让厨师不要添加此类食物。遇到不熟悉的菜品时，家长也要问清楚其原材料，确保不会让孩子在不知不觉中吃了致敏食物。

（3）选择蒸、煮、炖的菜品

中餐种类丰富，烹饪方式也多种多样。在所有的烹饪方式中，适合易过敏体质孩子的方式有蒸、煮、炖。这些烹饪方式一般会选用新鲜的食材，不需要煎、炸、熏、烤，也不需要事先用多种调料腌渍食材。要知道，调料里经常含有一些隐蔽的过敏原。进食以蒸、煮、炖为烹饪方式烹饪的菜肴，不但有助于肠胃消化，而且可以减少导致过敏复发的刺激因素。

（4）不要给孩子喝果汁或碳酸类饮料

外出就餐时，家长要尽量给孩子喝白开水、矿泉水，不要给孩子喝果汁或碳酸类饮料。因为果汁常被加入各种易引起过敏反应的添加剂；碳酸类饮料会影响人体对钙的吸收、利用，降低身体素质，诱发过敏；豆浆、牛奶等蛋白饮品里可能会含有致敏因子。

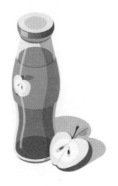
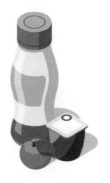

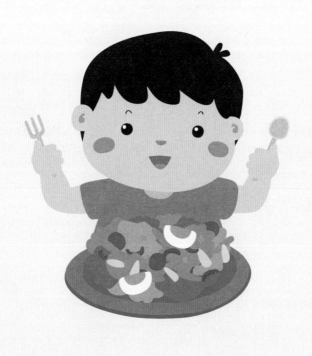

第四章
其他过敏类型及应对方法

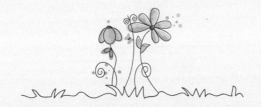

　　这里所讲的其他过敏类型包括药物过敏、接触性过敏和吸入性过敏。这些过敏类型也能严重影响孩子的身体健康，须引起家长的高度重视。

药物过敏

　　药物过敏指的是，药物通过口服、注射、吸入等方式进入人体后，刺激人体产生的免疫反应。药物过敏与用药剂量无关。

1. 药物过敏的基础知识

　　药物过敏的反应有轻有重，反应轻一些的症状包括但不限于皮疹、哮喘、发热，反应重一些的症状包括但不限于休克，甚至死亡。药物过敏需要引起家长的高度关注。

　　家长带孩子就医时，医生会询问孩子有没有过敏史；使用易致敏药物时，医生也会先让孩子做皮试。这些都能最大限度地避免药物过敏。家长在家给孩子使用一些常用药物时，不可擅自让孩子使用易致敏药物，如阿司匹林、红霉素等。家长了解一些有关药物过敏的基础知识，有利于预防孩子出现药物过敏。

（1）药物过敏的原因

　　药物过敏的原因非常复杂，也多种多样。某些药物具有半抗原性质，能与人体蛋白结合成全抗原。许多药物制品则是完全抗原，会刺激人体，引起免疫反应。

　　另外，患有哮喘、过敏性鼻炎、荨麻疹的人更容易出现药物过敏，对一些食物或化学物质过敏的人也容易出现药物过敏。遗传因素、药物代谢的个体差异也是引起药物过敏的原因。

（2）药物过敏的症状

药物过敏的症状非常复杂，可累及全身多个系统：累及皮肤系统时的表现有出现荨麻疹、血管神经性水肿、丘疹、斑疹、斑丘疹、接触性皮炎、紫癜、剥脱性皮炎等；累及呼吸系统时的表现有出现鼻炎、喉头水肿、哮喘、肺水肿、嗜酸性粒细胞性肺炎、过敏性肺炎及肺纤维化等；累及血液系统时的表现有出现嗜酸性粒细胞增多、血小板减少、粒细胞减少、淋巴结肿大等；累及泌尿系统时的表现有出现肾小球肾炎、肾病综合征及急性间质性肾炎等；累及消化系统时，可引起腹痛、急性肝炎、胆汁淤积及慢性活动性肝炎等；累及心血管系统时，可引起血压下降、心率改变及超敏性心肌炎等。如同时累及皮肤、呼吸系统、消化系统及心血管系统中的两个或两个以上，即为严重过敏反应。

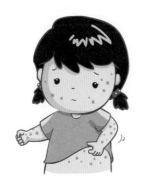

（累及皮肤时）

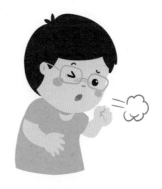

（累及呼吸系统时）

（3）药物过敏的主要分类

依据不同的标准，药物过敏有不同的分类方法。根据介导药物过敏的免疫机制，药物过敏可分为Ⅰ、Ⅱ、Ⅲ、Ⅳ四种类型，其中Ⅰ型和Ⅳ型最为常见；根据给药及症状出现的时间间隔，药物过敏可分为速发型和迟发型两种类型，这种分类方法的目的是区分IgE介导与其他免疫机制介导的过敏反应，有助于药物过敏临床诊断检测方法的选择，速发型通常为IgE 介导，迟发型通常为非IgE介导。

（4）常见的易致敏药物

容易引起过敏的药物主要有四类，分别是抗生素（如青霉素、阿莫西林、头孢克洛）、解热镇痛药（如阿司匹林）、镇静催眠药及抗癫痫药（如卡马西平）、中成药（如双黄连注射液、清开灵注射液）。另外，异种血清制剂及疫苗、各种生物制剂、抗痛风药物、抗甲状腺功能药物和吩噻嗪类药物也可能引起药物过敏反应。

2. 药物过敏的预防和治疗

对于药物过敏的预防，家长应做好以下几点。

● 给孩子用药前应该咨询专业的医生，做到科学用药、合理用药、安全用药，不滥用药物。

● 给孩子就诊时，主动告知医生孩子的药物过敏史。

● 严格遵守药物皮试规定，配合医生做好观察。

● 留意孩子服用药物后的反应，如果孩子出现不明原因的瘙痒、发热、红斑等现象，应立即让孩子停用药物，并在第一时间寻求专业医生的帮助。

发生药物过敏的孩子要多喝水，以加速药物的排出。预防药物过敏的最有效方式是不滥用药物。

接触性过敏

接触性过敏是指因皮肤和黏膜接触外来物质而引起的急性或者慢性的过敏反应。常见的洗发水、杀虫剂、清洁剂等物质能够引起过敏反应，空气中的化学悬浮物（如香水、化学粉尘等）及蚊虫叮咬也能引起过敏反应。

1. 一般接触性过敏

一般接触性过敏主要指在日常生活中因接触致敏物而引发的皮肤急性或慢性的过敏反应，如瘙痒、红斑、皮炎等。

（1）一般接触性过敏的特点

一般接触性过敏的致敏物本身并没有刺激性或者毒性，绝大多数人接触它们之后也不会出现不良反应，只有很少一部分人接触它们后会出现过敏反应。

这种接触性过敏的最大特点是它们具有一定的潜伏期。过敏者在第一次接触它们的时候并不会出现不良反应，再次接触它们的时候才会出现过敏反应。这种过敏反应非常容易反复发作。

（2）一般接触性过敏的致敏物及其可能来源

日常生活中，有很多物质含有可引起接触性过敏的致敏物，如表4-1所示。

表 4-1　常见的一般接触性过敏的致敏物及其可能来源

一般接触性过敏的致敏物	可能来源
重铬酸盐、硫酸镍	服装、珠宝、皮革
二氧化汞	工业污染物、杀菌剂
巯基苯丙噻唑	橡胶制品
对苯二胺	颜料、染发剂、皮革、皮毛
松脂精	颜料稀释剂、溶剂
甲醛	面巾纸
俾斯麦棕	颜料、皮革、纺织品
秘鲁香脂	洗发水、化妆品
环树脂	指甲油
碱性菊棕	颜料、皮革
丙烯单体	合成树脂、义齿
六氯酚	肥皂

（3）一般接触性过敏的防治

　　家长首先要积极寻找过敏原，确定孩子到底是对哪种物质过敏。之后，家长一方面要根据实际情况在医生的专业指导下让孩子使用药物，另一方面要在日常生活中尽量避免让孩子再次接触过敏原。

2. 虫咬过敏

　　被蚊虫叮咬后，绝大多数人会出现轻微的皮肤瘙痒、疼痛甚至肿胀发红的情况。当然，也会有极少数人被蚊虫叮咬后会出现全身性的严重过敏反应。

　　虫咬过敏是因为蚊虫在叮咬人体皮肤的过程中把毒液注入了人体。它们的毒液里面有刺激皮肤的酶等蛋白质，以及触发局部过敏反应的组胺。这种毒液虽然对一般人来说是无害的，但对过敏的人来说却具有不小的威力，会引起过敏甚至全身过敏反应。

（1）虫咬过敏的症状

　　并不是所有被蚊虫叮咬后出现的皮肤肿胀、疼痛反应都是过敏反应。只有出现以下症状时，家长才可怀疑孩子出现了虫咬过敏。

①大面积肿胀

　　孩子被蚊虫叮咬后会出现非常明显的肿胀。例如：手上的皮肤被叮咬后，整只手都肿了起来；脚上的皮肤被叮咬后，整只脚甚至脚踝都肿了起来。这种肿胀一般会在被咬后的24~48小时达到峰值，随后会在接下来的一周里慢慢消退。

②皮肤变色

　　肿胀部位的皮肤会出现暗红色。随着肿胀程度加深、范围扩大，肿胀部位的皮肤会收紧，出现暗红色的皮肤处还可能会变白。

③出现全身性过敏反应

被蚊虫叮咬后若出现呼吸、胃肠道、心血管方面的症状即被视为全身性过敏反应。此时，过敏者应该立即就医。家长不必惊慌，孩子出现这种情况的概率是非常低的。

（2）虫咬过敏的治疗

对于皮肤大面积肿胀和变色的情况，家长可以在孩子被叮咬的6个小时内采用冷敷20分钟、休息20分钟交替进行的方式为孩子缓解不适。

孩子的皮肤肿胀得非常严重或者出现全身性过敏反应时，家长需要及时带孩子就医，并在医生的指导下用药。

（3）虫咬过敏的预防

预防虫咬过敏的最好方法是远离蚊虫，尽量减少或避免与蚊虫接触的机会。对此，家长可以从以下几个方面做起。

①让孩子尽量避开蚊虫

植物多的地方，如公园里、花园里和草地里，蚊虫也多；夏季，在黄昏到夜晚的时间段，蚊虫比较活跃。家长要让孩子懂得在蚊虫比较活跃的时间段不去蚊虫多的地方的必要性。此外，家长要让孩子懂得躲避蚊虫，如看到蜂窝时要马上远离，更不要招惹蜜蜂。

②出门前做好防护

家长和孩子到户外时应穿着宽松的长衣、长裤，并在长衣和长裤上喷洒一些驱蚊液。不过在选购、使用驱蚊液时，家长要看清驱蚊液的使用说明，确保孩子可以使用，同时叮嘱孩子不要用手直接触碰驱蚊液，更不要把已经触碰或可能触碰了驱蚊液的手放在嘴里。

③减少家里的植物

蚊虫喜爱植物和积水，也偏爱甜腻的味道，却讨厌花露水、精油、橘子皮、丁香、薄荷等气味。所以，家长可以在孩子的房间里悬挂装有干柠檬或干橘子皮的透气袋，在孩子的洗澡水中加入少量精油，在院子里摆放少许薄荷等具有驱蚊效果的盆栽。不过，家里的其他植物应减少一些，尤其是颜色鲜艳、香味浓郁的植物。此外，家里不能有积水。

④保持镇定，不要慌张

有蚊虫落在自己或者孩子身上时，家长要尽量保持镇定，不要慌张，更不要随便用手驱赶它们。多数昆虫咬人、蜇人仅仅是因为它们以为自己受到了攻击，平时很少主动攻击人类。家长可以用戴着手套的手或者其他工具又轻又快速地把昆虫从自己或孩子身上扫掉。

⑤经常清洗、晾晒家居用品

地毯、被子、床褥等容易藏虫的家居用品应定期清洗。特别是凉席，一定要用开水烫洗并在太阳下充分晾晒后再使用。

⑥让孩子摄取适量 B 族维生素

B族维生素经人体消化后，会在人体表皮产生一种让蚊虫排斥的气味，从而产生预防蚊虫叮咬的作用。因此，家长平时可以多让孩子吃一些富含B族维生素的食物，如谷物、动物肝脏等。

吸入性过敏

吸入性过敏是指在空气中飘浮着的某些物质随呼吸进入人体后引起的过敏性哮喘及过敏性鼻炎等症状。

常见的吸入性过敏原有尘螨、霉菌、花粉、宠物皮毛、羽毛、柳絮等。这里主要讲尘螨、霉菌、花粉等过敏原。

1. 尘螨

（1）尘螨在哪里

尘螨存在于人们生活的环境里，包括床垫、枕头、沙发、地毯、窗帘、躺椅、书架等容易聚集灰尘的地方。在家庭中，尘螨是十分容易导致过敏的因素之一。有数据显示，60%以上易过敏体质的人会对尘螨过敏。

让人过敏的不仅是尘螨，还有其分泌物、排泄物、蜕下的皮壳。屋尘螨和粉尘螨是两种十分容易让人过敏的尘螨。

（2）尘螨对人体的影响

对于易过敏体质的人来说，尘螨进入身体后会激活他们的免疫系统，产生比正常人多的IgE，使身体处于致敏状态，增加发生尘螨过敏的概率。

对尘螨过敏的孩子最易出现呼吸道症状，如咳嗽、鼻塞等，也容易出现皮肤不适，如荨麻疹。尘螨是诱发过敏性哮喘、过敏性鼻炎、湿疹、过敏性结膜炎等过敏性疾病的重要过敏原。

（3）如何应对尘螨过敏

尘螨分布非常广泛，滋生于人类居住的环境中。尘螨种类很多，其中屋尘螨以人体脱落的皮屑为食物，主要寄生于被褥、枕头、沙发、地毯中；粉尘螨以各种粮食粉尘为食物，在面粉厂和食品厂较多。温度和湿度是影响尘螨生存的主要因素，温度、湿度较高的沿海地区的尘螨密度比温度、湿度较低的内陆地区的尘螨密度高。

因此，想预防尘螨过敏，家长就要从以下几个方面入手。

①不要使用地毯

地毯非常容易藏污纳垢且很难清理干净。因此，家里尽量不要使用地毯，如果实在需要，也不要使用长绒地毯，使用短绒地毯有利于减少尘螨的聚积。

②保持床上用品干净、卫生

孩子的贴身衣物和枕头、被子等床上用品应为柔软的全棉制品。家长要定期洗晒床单、被套等床上用品，以抑制尘螨的滋生；定期更换床上用品。此外，家长不要给易过敏体质的孩子穿羊毛类衣服。

③打造无尘环境

● 抑制尘螨生长与繁殖，降低室内尘螨密度是预防尘螨的有效措施。

● 保持室内空气流通，经常开窗通风、通气。

● 利用湿度计和除湿器尽可能地降低室内湿度，因为干燥的环境不利于尘螨的生长与繁殖。室内湿度最好保持在25%~40%。

● 定期处理衣柜里不常用的衣物。

● 长时间不用的衣物和被子存放前一定要对其进行认真清洗、晾晒。

● 定期清洗空调过滤网，去除吸附在上面的螨虫、真菌及其他过敏原。

● 定期清洗或改装房间窗帘。

● 使用室内空气净化器，有助于减轻尘螨过敏现象。

● 经常擦拭室内物品表面，有利于减少尘螨数量。

● 定期使用吸尘器等清扫工具彻底清扫屋子，减少尘螨的生存空间。需要注意的是，使用吸尘器的时候会把尘螨带到空气中，所以使用吸尘器时及吸尘后半小时内不要让孩子待在房间里。

2. 霉菌

霉菌会随着空气四处飘散，在阴暗潮湿和通风不良的室内可有较高浓度的飘散。此外，霉菌可在冰箱、湿化设备、加热设备等处滋生。潮湿、温暖的自然条件适宜霉菌生长，尤其在夏季，霉菌极易滋生。地区不同，大气中和室内空气中霉菌的种类也不尽相同，引起过敏的霉菌种类很多，如交链孢霉菌、枝孢菌、曲霉菌、青霉菌、毛霉菌、根霉菌等。如果孩子在梅雨季节特别容易过敏，家长就要重视霉菌问题。家长如果还是对孩子霉菌过敏不在意，让其持续性地接触霉菌，孩子就有可能出现慢性哮喘或周期性哮喘。

（1）霉菌的类型

霉菌既有室内霉菌，也有室外霉菌，种类很多。表4-2所示为日常生活中的霉菌及其存在地、特点。

表4-2 日常生活中的霉菌及其存在地、特点

名称	存在地	特点
交链孢霉菌	腐烂的植物上	可随风飘散，在风中散播
枝孢菌	室内和室外	繁殖能力很强，到处都有
曲霉菌	室内湿度大的地方，尤其是地毯、水泥板中	喜欢炎热、潮湿的环境，易在慢性肺病患者和免疫力存在缺陷的人身上起反应
青霉菌	变质的食物中、墙壁上、天花板上	既能让食物、衣服腐烂，又能产生对人类治疗疾病有益的有机物
毛霉菌	霉烂水果、蔬菜、干草及肥料内	极少在健康人群中引起疾病
根霉菌	变质食物上	侵犯鼻、鼻窦、脑及消化道

（2）如何防范霉菌过敏

想防范霉菌过敏，家长需要做到以下几点。

①室内霉菌

● 不要使用加湿器，尽量让孩子避开霉菌易滋生的地方，如地下室、阴暗处等。

● 洗澡后，卫生间因湿度很大而极易滋生霉菌，故一定要开窗通风，以降低空气湿度。

● 使用能杀灭霉菌的消毒剂。

● 定期打扫易滋生霉菌的地方，如浴室、水槽、窗台、垃圾桶、冰箱底部、地下室、壁纸等。

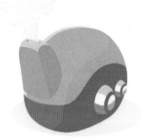

● 使用加湿器或除湿器让室内湿度保持在25%~40%。

● 如果发现家里有发霉的味道，可以用杀霉菌喷剂喷洒空调通风口。

● 使用空气净化器消灭室内的霉菌孢子。

● 可以利用壁橱和浴室的夜灯减少霉菌。

● 发现室内有被水浸湿而破损的墙体、天花板、壁纸、地毯时，一定要马上进行维修或更换。

②室外霉菌

● 及时清理院子里潮湿的有机物残留。

● 院子的排水系统一定要保持畅通。

● 少让孩子待在果树和刚收获的谷物周围。

● 让孩子远离潮湿的落叶。

3. 花粉

（1）花粉在哪里

花粉过敏多发生于春季、夏季，与植物花开的季节有关。能引起人体过敏的花通常具有花粉量大、花粉小而轻（能够随风飘散）、能够广泛生长等

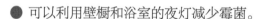

特点。生活中常见的可引起人体过敏的花粉主要为风媒花的花粉，如杨树、杉树、柳树、银杏、桦树、狗尾草、香茅草等植物的花粉。

（2）花粉过敏的影响

花粉中含有的油质和多糖物质被人体吸入后，会被鼻腔的分泌物分解，随后释放出十多种抗体。这些抗体再和花粉相遇时，便会大量积蓄，引起皮肤过敏。花粉过敏会引起过敏性鼻炎、过敏性哮喘、过敏性结膜炎和过敏性皮炎。

（3）如何防范花粉过敏

对花粉过敏的人要尽量避免和花粉接触。家长首先要做到少让孩子在花粉密度大的季节出门。每种花的花期都不长，很少有人全年花粉过敏。如果能检测出孩子是对哪种花粉过敏，家长就应少带孩子在这种植物的开花季节出门，同时让孩子的衣物在室内晾干或烘干。孩子回家后，家长要让孩子立即换上干净的衣服，并为孩子及时清洗换下来的衣服，在室内使用空气净化器可以有效清除室内的花粉。如果孩子只对花粉过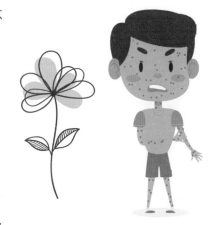
敏，家里只需要在花粉高发期使用空气净化器；如果孩子同时对粉尘过敏，家里就需要一直使用空气净化器。

另外，在花粉高发期要关好门窗，坐车的时候也要关好车窗。

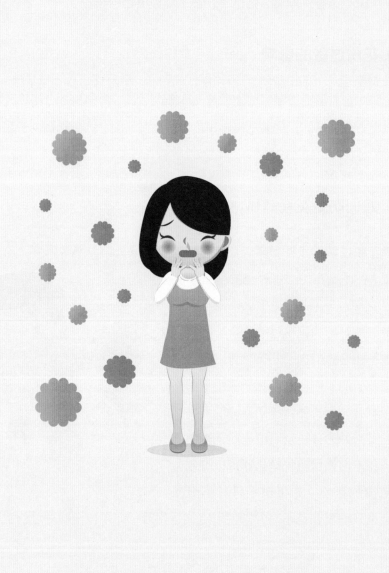

第五章
过敏的主要**症状及护理**方法

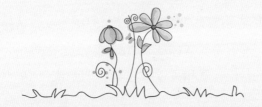

　　只要是过敏，就会有一些不适，如鼻过敏会引起鼻痒、鼻塞、流鼻涕等症状，眼过敏会引起眼睛痒、怕光、流泪等症状。好在任何一种过敏症状都可以通过日常护理减轻。本章就过敏所引起的主要症状进行详细讲解，并附上护理方法。

鼻过敏

鼻子是呼吸系统中最先也是最容易受到影响的器官，因此鼻过敏也是十分常见的过敏性疾病。

1. 鼻过敏的症状

鼻过敏常常表现为持续的鼻痒、鼻塞、打喷嚏、流清鼻涕等症状。不管是成人还是孩子，都容易受到鼻过敏的困扰。虽然感冒也会引起鼻塞、流鼻涕、打喷嚏等症状，但感冒和鼻过敏并不是一回事。简单地说，鼻过敏的症状有鼻痒、鼻塞、打喷嚏和流清鼻涕，感冒的症状多为流脓鼻涕、鼻子不通气及没精神。另外，孩子鼻过敏时还会出现一些看似与过敏无关的举动，如经常用手揉鼻子、注意力不集中、脾气暴躁、不合群等。

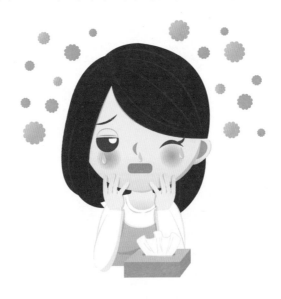

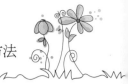

以下是一些有利于家长发现孩子出现鼻过敏症状的线索。

● 孩子揉鼻子的时候，在孩子的鼻尖上方会出现一条水平线。

● 孩子在没有患上其他疾病的时候，常常会感到耳塞、鼻塞。

● 孩子在没有患上其他疾病的时候，会流清鼻涕。

● 孩子会感觉鼻子周围很痒，经常抓挠。

● 孩子在没有患上其他疾病的情况下，出现慢性喉咙痛或经常咳嗽。

● 孩子有复发性鼻窦炎，或一旦感冒就会久治不愈。

● 孩子的以上症状只在某些特定地点、特定时间段发生。

2. 鼻过敏的原因

以下几种物质很容易引起鼻子内部的过敏反应：花粉、霉菌、灰尘、宠物皮毛、牛奶。

因此，如果发现孩子有鼻过敏的症状，家长就应该优先排除以上几种物质。此外，家长还可以通过判断孩子的年龄、特殊症状等情况寻找鼻过敏的原因。

（1）婴儿鼻过敏的原因

婴儿身上出现的鼻过敏症状一般不会是由灰尘、花粉或霉菌引起的，因为婴儿的免疫系统很少对这些过敏原敏感。家长可以从牛奶蛋白过敏入手寻找原因：如果是母乳喂养，就要考虑是不是妈妈饮食中的牛奶蛋白通过母乳传给了孩子；如果是配方奶粉喂养，就要考虑是不是配方奶粉中的牛奶蛋白引发了鼻过敏。

在实际情况中，中度、重度牛奶过敏除了会引起严重的鼻过敏反应外，还会引起胃肠道症状、皮肤症状和呼吸道症状。轻度牛奶过敏可能只会引起鼻过敏症状。

另外，家长还要考虑空气中的刺激物，如香水、家居清洁产品、有味道的身体乳与面霜、香烟烟雾等。这些刺激物也会引起婴儿鼻塞甚至喘息。

如果以上过敏原都被排除了，家长就需要考虑妈妈饮食中的其他成分，以及家里的宠物皮毛、灰尘、花粉和霉菌。

（2）特定季节鼻过敏的原因

如果孩子只在特定的季节出现过敏症状，在其他时间都非常健康，家长就应该优先考虑花粉过敏。

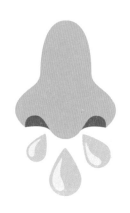

花粉过敏一般只在特定的时间出现。家长在花粉密度大的季节要少带孩子出门，减少户外活动；平时关闭门窗；使用空气净化器净化空气。孩子要出门时，家长也要让其做好防护，戴好口罩。孩子回家后，家长要认真给孩子洗脸、洗澡，让其换上干净衣服。

（3）夜间鼻过敏的原因

如果孩子只在夜间出现鼻过敏的症状，家长就需要根据卧室里面的实际情况寻找原因。一般来说，这种过敏症状很可能是灰尘、尘螨、霉菌较多导致的。

做好卧室里的卫生工作，勤换洗床单、被罩，把床上的毛绒玩具都收走，可以有效防范这种只发生在夜间的鼻过敏。

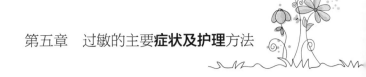

（4）夜间鼻塞、打鼾的原因

孩子在晚上睡觉的时候若出现鼻塞、张嘴呼吸、打鼾的情况，则表明其上呼吸道发生了部分堵塞。对此，家长要高度重视，因为孩子可能出现了扁桃体肥大或腺样体肥大的情况，而这两种情况出现的原因往往也是过敏。

打鼾会影响睡眠质量和大脑发育，扁桃体肥大或者腺样体肥大会压迫听神经，损伤听力。因此，家长需要及时带孩子去医院做检查并积极接受治疗。

3. 如何应对鼻过敏

孩子出现鼻过敏后，家长首先要积极寻找原因。找到原因后，才能对症治疗。

（1）清除或规避过敏原

对于已经确诊为鼻过敏的孩子，应对鼻过敏的第一步就是找出过敏原：如果是食物过敏就规避相关食物；如果是尘螨过敏就清除尘螨；如果是花粉过敏就规避花粉，减少暴露在其中的时间。

家长要保持居室清洁，尤其是卧室清洁，定期清洗空调过滤网，减少尘螨、细菌等对孩子的刺激；定期洗晒床单、被套、玩具、地毯、窗帘等物品，以减少粉尘，避免尘螨的滋生。

部分盆栽植物散发的浓郁的花香，以及刺激性气体，如香烟烟雾、空气清新剂、杀虫剂等，都会刺激孩子的呼吸道，引发或加重过敏反应，家长要注意避免。

家长要做好孩子的保暖工作，避免冷空气对其鼻黏膜产生刺激。外出期间戴上口罩，也是预防冷空气进入鼻腔的好方法。

（2）盐水洗鼻

如果孩子鼻过敏的症状比较严重，家长可在医生的专业指导下让孩子服用抗过敏药物。家长不可擅自给孩子用药。

对于年龄稍大的孩子，家长可以用盐水为其冲洗鼻腔，将花粉、灰尘、宠物皮毛和其他过敏原冲洗出来。虽然用生理盐水冲洗鼻腔可以快速缓解症状，但要注意力度，不要让高压喷雾刺激到孩子的耳朵和鼻子。用盐水冲洗鼻腔可以隔几天进行一次，不宜每天进行。用盐水洗鼻时，家长要选用不含碘的纯净盐，选择纯净水或蒸馏水。同时，家长要注意盐与水的调配度，宜使用浓度为0.9%、水温接近体温的生理盐水。

5岁以上的鼻过敏孩子可以到医院进行脱敏治疗。

（3）饮食调理

对于易过敏体质的孩子来说，饮食调理很重要。家长在日常生活中应给孩子提供温性类、平性类的食物，忌提供寒凉类的食物。鼻过敏的孩子需要多摄入一些富含B族维生素、维生素C和维生素A的食物。辛辣刺激的食物、含较多人工色素和食品添加剂的食物，容易引起呼吸道的过敏反应，不宜给孩子食用。

鼻过敏发作期间，孩子宜吃白菜、菠菜、山药、黑木耳、银耳、百合、核桃、莲子、糯米、玉米、白萝卜等；不宜吃羊肉、牛肉、虾、螃蟹、辣椒、花椒、胡椒等；不能吃含有过敏原的常规食物。

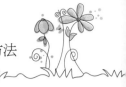

（4）运动调理

经常运动可以增强体质，提高抵抗力。家长可以经常带孩子进行一些较轻松的体育锻炼。

①慢跑

慢跑是一种老少皆宜的运动方式，具有消耗脂肪、增强体质、预防疾病、缓解压力的作用。长期坚持慢跑有助于缓解鼻过敏的症状。

在慢跑之前要做好热身；在慢跑的过程中要保持匀速，调整好呼吸频率和呼吸方式，不要一次跑得太久、太累，避免吸入冷空气；慢跑结束后要放松肌肉。

②踢球

踢球是一项很有趣的体育运动，有助于孩子锻炼身体和耐力。它不仅能带给孩子快乐，还能使孩子的身心更加健康。2~3岁的孩子就可以接触足球。家长跟孩子一起踢球不仅可以增进亲子情感，也可为孩子增强身体素质、提高免疫力打下良好的基础。

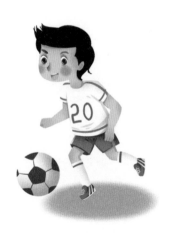

③跳绳

跳绳是一项简便易行的运动，不仅能够提高动作协调性、增加肺活量，还能加快肠胃蠕动和血液循环，促进身体新陈代谢，有利于孩子的健康成长。跳绳有一定的难度和技术含量，尤其对于孩子来说，需要慢慢学习。跳绳较适合4岁及4岁以上的孩子。

④散步

散步是一种比较缓和的运动方式，适合体质较弱的孩子和年龄较小的孩子。散步具有调节精神状态、增强消化能力、增加肺活量、防治心血管疾病、增强心脏功能和促进睡眠的作用。

带孩子散步时，家长要选择人行道，远离车辆（包括电动车）；步履要缓慢，追求稳健；每次不宜超过1个小时；宜在饭后半个小时后开始。

⑤游泳

游泳能够保证全身的肌肉得到锻炼。由于游泳非常消耗体力，所以每次游泳的时间不宜过长，10~15分钟就能收到很不错的效果。如果能坚持游泳，孩子的心肺功能、免疫功能、消化吸收功能、睡眠质量都能得到改善。易过敏体质的孩子若想提高免疫力，游泳是一项不错的运动选择。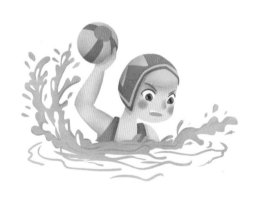

家长要带孩子到正规的泳池游泳。在孩子游泳的时候，家长必须全程陪同，注意孩子的状态，防止危险发生。

（5）对症推拿

家长可以使用推拿的方式帮助孩子应对鼻过敏。

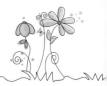

①推擦迎香穴

定位：迎香穴位于鼻翼外缘，旁开 0.5 寸处。

操作：用双手拇指指腹从孩子鼻梁两侧推擦至迎香穴，直至局部产生热感。

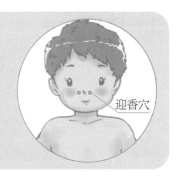

②揉按足三里穴

定位：膝盖外侧凹陷处为外膝眼，外膝眼下三横指处为足三里穴。

操作：用手掌按揉孩子足三里穴，每天 1次，每次 50下。

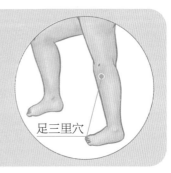

③补肾经

定位：肾经位于小指掌面，自小指尖至指根呈一条直线。

操作：自孩子指根推至小指尖，每次推100～500下。

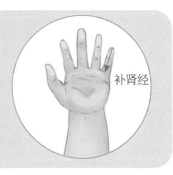

④清胃经

定位：胃经在大鱼际桡侧，赤白肉际处。

操作：用拇指或食指自孩子掌根推向拇指根，每次推100～300下。

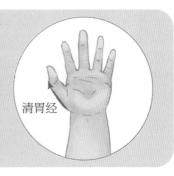

眼过敏

相较于过敏的其他症状，眼过敏不太常见，却也是让人深感困扰的一种症状。看到孩子眼睛不舒服时，家长一般不会往过敏的方面想，而是单纯地认为孩子用眼过度或者眼睛不舒服。

1. 眼过敏的症状

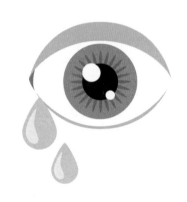

很多易过敏体质的孩子每到春天或在季节交替的时候，除了常出现打喷嚏等过敏性鼻炎的症状，还会感到眼睛痒。眼睛过敏的突出症状有眼睛发红、瘙痒难耐，有时还会分泌清澈或白色的分泌物。有些孩子还会伴有呼吸道黏膜上皮的过敏症状，经常出现眼睛红肿或眼睑水肿的情况。

眼过敏的具体症状有以下几点。

● 总感觉眼睛很痒，忍不住用手揉眼睛。

● 眼睛畏光，也就是怕被光线照射到。

● 有时候会有眼部的分泌物，如常见的流泪等。

● 严重的会出现眼角膜损伤、视力下降等。

● 出现季节性的过敏性眼结膜炎及呼吸道黏膜上皮的一些过敏症状，如咳嗽有痰、呼吸急促、呼吸不畅等。

2. 眼过敏的原因

食物过敏可能会导致眼过敏，粉尘、花粉、宠物皮毛也是眼过敏的常见诱因。另外，一些化妆品、香皂、沐浴露、清洁用品和香烟烟雾也会导致眼过敏。

3. 如何应对眼过敏

应对眼过敏的根本方法是找到过敏原，并且回避或清除过敏原。使用滴眼液、热敷眼睛也可以缓解眼过敏症状。

（1）使用滴眼液

因为过敏多是组胺引起的，所以具有抗组胺和稳定肥大细胞作用的滴眼液对治疗眼过敏是有效的。不过这类滴眼液大多是处方药，家长不能随意购买。

（2）热敷眼睛

除了使用滴眼液，家长还可以将一条温度偏高的湿毛巾敷在孩子的眼睛上。这种方法也可以缓解眼睛不适。

湿疹

　　湿疹俗称奶癣，是一种常见的变态反应性皮肤病。湿疹多在孩子出生后的1~3个月里发生，6个月之后逐渐减轻，1.5岁后自愈。早期脾胃受损严重的孩子易出现湿疹且难治愈。湿疹可能会延至幼儿期或儿童期。

1. 为什么会长湿疹

　　长湿疹是孩子出生后对外界环境的一个自然免疫适应过程，接触新环境或食物都有可能让孩子出现湿疹。例如，孩子的皮肤发育还不完善，角质层很薄，毛细血管网又很丰富，易受到外界刺激。

　　湿疹的常见致敏因素有食物刺激、皮肤刺激、精神因素、气候因素、物理因素、其他慢性疾病、遗传因素。表5-1所示为这些常见致敏因素及其示例。

表5-1　湿疹常见致敏因素及其示例

常见致敏因素	示例
食物刺激	奶制品、鸡蛋、小麦
皮肤刺激	羊毛、衣物清洗剂、宠物皮毛
精神因素	重大打击、疲劳、过度紧张
气候因素	紫外线、寒冷、潮湿、干燥
物理因素	皮肤摩擦
其他慢性疾病	慢性肠胃疾病
遗传因素	—

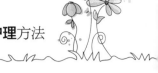

2. 湿疹的诊断要点

湿疹是一种常见的由多种内外因素引起的表皮及真皮浅层的炎症性皮肤病，其临床表现具有对称性、渗出性、瘙痒性、多形性和复发性的特点。根据皮肤损伤的特点，湿疹可以分为急性湿疹、亚急性湿疹和慢性湿疹。三者并无明显界限，可以相互转化。

急性湿疹可发生于身体的任何部位，常见于头部、面部、耳后、乳房、四肢远端及阴部等处，多为对称分布。患者身上先出现很多密集的点状红斑及粟粒大小的丘疹和丘疱疹，并且它们很快会变成小水疱，小水疱破损后形成点状糜烂面而结痂。自觉症状包括剧烈瘙痒、灼痛，搔抓或热水洗烫会造成糜烂面进一步扩大，使皮损边界不清。若处理得当，炎症会减轻，出现脱屑，皮疹可在2~3周后消退；如处理不当，病程会延长，易发展成亚急性湿疹或慢性湿疹。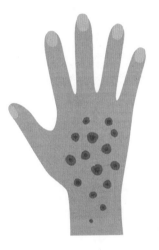

亚急性湿疹介于急性湿疹和慢性湿疹之间。其症状特点是皮损比急性湿疹轻，患者身上会有小丘疹，兼有少数丘疱疹、小水疱、轻度糜烂、结痂及鳞屑等，痒感仍很强烈。处理得当，皮疹在数周内可痊愈，否则易发展成慢性湿疹或再次急性发作。

慢性湿疹多由急性湿疹或亚急性湿疹转化而来。皮疹表现为暗红色，表面粗糙，有脱屑、结痂，出现苔藓化和皲裂，有色素沉着、抓痕、点状渗出、血痂及鳞屑等；瘙痒感较剧或呈阵发性，遇热或入睡时瘙痒感尤为严重；难治愈。

3. 不同年龄孩子长湿疹的原因

由食物过敏而引起的湿疹较为常见。因此，发现孩子长湿疹后，家长应该先从孩子的饮食入手寻找原因。

（1）母乳喂养的婴幼儿

没有接触辅食的婴幼儿能接触到的食物只有母乳，所以家长要从妈妈的饮食中寻找原因。最大的可能是牛奶蛋白通过母乳进入婴幼儿的体内从而引起了过敏。如果牛奶蛋白不是过敏原，家长接下来需要考虑的是鸡蛋。鸡蛋与婴幼儿湿疹也有非常密切的关系。如果仍然不能找到过敏原，家长就有必要让妈妈同时回避以下食物：牛奶、鸡蛋、坚果、鱼类、贝类、大豆及小麦。

对于已经开始接触辅食的婴幼儿，家长还需要对辅食进行一一排查。当然，家长如果从最开始添加辅食的时候就严格按照科学的方法一种一种地给孩子添加，就可以轻易发现致敏食物。

（2）配方奶粉喂养的婴幼儿

以牛奶为基础的配方奶粉喂养的婴幼儿是湿疹的高发群体。如果婴幼儿在还没有开始接触辅食时就出现了湿疹，那么家长需要在医生的专业指导下尝试给孩子使用深度水解蛋白配方奶粉或氨基酸配方奶粉，直到孩子不再有过敏反应。

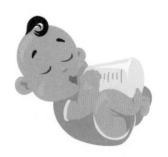

（3）2岁及2岁以上的儿童

2岁及2岁以上的儿童如果长湿疹，除了排查饮食外，家长还需要考虑灰尘、宠物皮毛及其他过敏原。2岁及2岁以上的儿童可以通过皮肤点刺试验、血常规检查、血液IgE水平检查和寄生物检查来进一步确认过敏原。

4. 湿疹的治疗方式

（1）回避、清除过敏原

回避、清除过敏原是治疗过敏最有效的方法。如果是食物引起的过敏，家长找到过敏原后，只要在孩子的日常饮食中完全回避它们就可以了。对于还处于母乳喂养阶段就发生湿疹的孩子，妈妈在自己的日常饮食中也要完全回避过敏原。

如果是其他过敏原导致的湿疹，家长应尽力清除过敏原。为此，家长应注意以下几点。

● 要保持孩子居住环境的清洁，湿度和温度都要适宜，及时处理尘螨。

● 使用并经常清洗、晾晒、更换防尘螨的床上用品。

● 定期洗晒玩具、窗帘等物品，减少灰尘，同时避免尘螨滋生。

● 不要让阳光直射在出现湿疹的孩子的皮肤上，同时避免风吹。

● 尽量让孩子远离羽毛制品、羊毛制品、丝织品等易刺激皮肤的物品，以及宠物。

● 在花粉密度大的季节尽量减少孩子的外出时间。

● 定期清洗空调过滤网。

● 尽量不使用地毯、席子等容易藏尘藏虫的家居用品。若用，一定要定期清理。

（2）接受药物治疗

含有激素、抗生素的软膏是治疗湿疹的重要药物。使用抗过敏药膏时，一定要在医生的专业指导下正规使用。有的家长觉得药膏里面含有激素，怕产生不良反应，便犹豫不定，以至于不敢用药。然而，这样的做法只会延长孩子的发病时间，增加过敏的治疗难度。

家长应该怎么使用抗过敏类药膏才科学呢？家长要严格按照专业医生给出的用量和时间用药，待孩子过敏的症状彻底好转后再停药。

（3）护理好皮肤

湿疹无论出现在身体的哪个部位，都会因其强烈的瘙痒感给孩子带来很大的痛苦。孩子抓挠皮肤会让皮肤变得更糟糕。因此，家长一定要护理好孩子的皮肤。护理时，家长应该注意以下几点。

● 湿疹发作时，皮肤会变粗糙并伴有小裂口，常会并发细菌感染，因此需要谨遵医嘱，科学用药。

● 用清水给孩子洗澡，避免给孩子使用含有酒精成分的护肤品和化学清洗剂。给孩子清洁完皮肤后可为其涂抹润滑性较大的润肤乳（如凡士林），以软化皮肤、减轻瘙痒感。

● 不可强行剥掉孩子身上即将脱落的痂皮，可用植物油将棉签浸透后，再轻轻擦拭痂皮处。

● 要勤于清洗、更换孩子的衣物、被子、枕头，不要用香味浓郁的洗衣液或含有柔顺剂的洗衣液。

● 及时修剪孩子的指甲。

● 平时要给孩子穿松软、宽松的棉织内衣，避免毛衣、化纤织物接触孩子的皮肤。

● 避免让刺激性物质接触孩子的皮肤，尤其不能接触湿疹部位；不要在孩子湿疹部位随意涂擦护肤品，更不能在皮肤不完整的地方涂擦护肤品。

● 不要让湿疹症状严重的孩子洗澡，因为湿疹部位不可接触水。

● 湿疹部位的皮肤应避免风吹日晒。

● 为孩子挑选、使用不含化学成分的防晒霜。

（4）保持合适的湿度

研究证明，人的皮肤越干燥，越容易产生过敏反应。因此，家长一定要创造条件协助孩子做好皮肤保湿工作，如保持合适的室内湿度。

例如，家长要让家里的空气湿度保持在25%~40%，夏季适当使用空调降低室内温度，冬季房间里不能太干燥。

加湿器是一种能够增加空气湿度的家用电器。在秋冬季节，家长可以使用加湿器增加室内湿度，保持空气湿润，进而让孩子的皮肤处于比较舒服的状态。

（5）保证营养

应对湿疹，家长一定要严格控制孩子的饮食。湿疹发作时，一小口不适合的食物都可以以令人无法想象的速度加重病情。家长在日常饮食中要注意以下几点。

● 孩子的饮食宜清淡。

● 适当给孩子多吃一些富含维生素A和B族维生素的食物，这些食物对增强孩子体质、加快皮肤愈合有帮助。

● 给孩子多吃一些易消化、富含矿物质的食物，如豆制品、胡萝卜、瘦肉、绿叶蔬菜等。

● 对于母乳喂养的孩子，妈妈要坚持清淡饮食，不要吃易致敏食物。

● 干性湿疹的孩子宜多喝水。

● 避免给孩子吃鱼、虾、蟹等海产品及刺激性较强的酸辣食物。

● 避免给孩子吃常见的易致敏食物，如牛奶、鸡蛋等。

● 避免给孩子吃含色素、防腐剂或稳定剂、膨化剂等添加剂的加工食品。

● 避免过量喂食，防止孩子出现消化不良的情况。

（6）让孩子保持好情绪

湿疹也与孩子的情绪有关。孩子不舒服、瘙痒难耐、哭闹不安的时候，家长及时、耐心地给予孩子呵护，能在一定程度上减轻孩子身体上的痛苦。家长可以陪孩子做一些孩子感兴趣的事情，分散孩子的注意力。家长要帮助孩子保持稳定的情绪，平时不要让孩子过度兴奋，也不要让孩子过于紧张、恐惧；多陪伴孩子，鼓励孩子多看一些有关情绪调节的图书；多带孩子与同龄的小伙伴玩耍。

另外，家长要保证孩子生活作息规律，保证孩子拥有充足的睡眠。

（7）对症按摩

适当地按摩可以帮助孩子缓解湿疹症状，对预防过敏也很有好处。

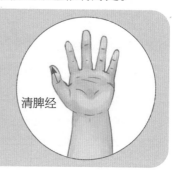

①清脾经

定位：脾经在拇指桡侧缘及拇指指腹。

操作：用一只手的食指、拇指夹住孩子的拇指，由孩子的拇指端直推向指根，每次推100~500下。

清脾经

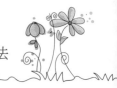

②清肺经

定位：肺经位于无名指指腹。

操作：用一只手的食指、拇指夹住孩子的无名指，由孩子无名指的指端直推向指根，每次推100~500下。

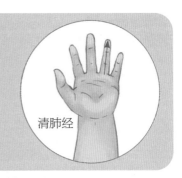

清肺经

③清大肠经

定位：大肠经在食指桡侧面，自指尖至虎口呈一直线。

操作：用一只手的拇指指腹从孩子的虎口推向指尖，每次推200下。

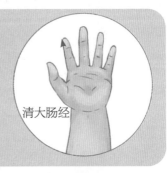

清大肠经

④摩腹

定位：腹部。

操作：双手手掌叠压在孩子的腹部上，沿顺时针方向按摩腹部200下。

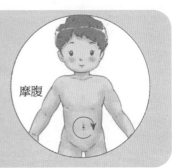

摩腹

⑤补肾经

定位：肾经位于小指末节罗纹面或小指指面，由指尖至指根呈一直线。

操作：从孩子的拇指罗纹面旋推至小指末节罗纹面，每次推100~500下；用一只手的拇指或食指、中指从孩子的小指指尖直推至指根，每次推100~500下。

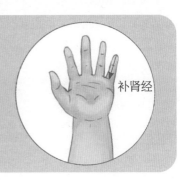

补肾经

荨麻疹

荨麻疹俗称"风疹块"，是皮肤黏膜由于暂时性的血管通透性增加而发生的局限性水肿。就其症状来说，它是皮肤病中危害比较轻的一种。荨麻疹患儿的病情比较严重时，很可能会累及呼吸道和消化道，甚至可能出现过敏性休克。

1. 荨麻疹的症状

荨麻疹的一个显著特点是起病急，来去匆匆。起病时，先是皮肤瘙痒，紧接着皮肤表面会出现大小不一的粉红色、红色或苍白色突起，呈圆形、椭圆形或不规则形，或规则分布，或扩大融成一片。症状会在几分钟至几小时内消退，但不久又会重新出现。一天内可反复发作多次，消退后不留痕迹。

荨麻疹累及胃肠道时，可有恶心、呕吐、腹痛及腹泻等症状；累及上呼吸道时，可有胸闷、气急、呼吸困难等症状。

2. 为什么会得荨麻疹

荨麻疹的病因十分复杂，不同患者的发病原因可完全不同，同一患者每次的发病原因也不尽相同。常见的致病因素包括药物过敏（如使用青霉素、血清制品、疫苗等）、食物过敏（如进食了动物蛋白、植物、食物添加剂等）、虫咬过敏、呼吸道吸入异物和皮肤接触异物（如吸入了花粉，接触了宠物皮毛、尘螨等）、物理因素（受冷、受热、日光照射、摩擦等）、情绪不稳、感染（如感染了细菌、病毒、寄生物等）、遗传因素。一些系统性疾病如系统性红斑狼疮、恶性肿瘤、代谢障碍、内分泌紊乱、自身免疫性甲状腺炎、溃疡性结肠炎等，也可伴随发生荨麻疹。肥大细胞在荨麻疹发病中起中心作用，其活化并脱颗粒，导致组胺、白三烯、前列腺等释放，是影响荨麻疹发生、发展、预后和治疗反应的关键。

3. 如何应对荨麻疹

（1）回避、清除过敏原

回避、清除过敏原是荨麻疹的基本治疗原则。孩子出现荨麻疹后，家长首先要仔细排查过敏原，避免孩子再次接触过敏原。

（2）接受药物治疗

家长为孩子选择治疗药物时应本着安全、有效和规律使用的原则，以提高孩子的生活质量为目的。

当孩子伴随荨麻疹出现以下症状时，家长应立即带孩子就医。

● 面部、颈部及口腔内出现肿块。

● 皮疹持续24~72小时未消退，同时伴有明显的疼痛、灼烧感或其他异常情况。

● 呼吸困难或呼吸频率加快。

● 腹痛，非常虚弱。

（3）护理好皮肤

家长应让孩子的皮肤保持清洁、干燥；不要用太烫的水给孩子洗澡，洗澡水的温度稍高于孩子的体温即可；给孩子选择纯棉衣物，以防不合适的衣物对皮疹造成进一步刺激。

荨麻疹会让孩子感到瘙痒难忍，家长一定不要让孩子去抓皮肤，以免症状加重甚至出现感染。家长可以用浸过凉水的毛巾帮孩子冷敷皮肤，减轻瘙痒感。

（4）给孩子合理补充营养

合理膳食，避免进食生冷、刺激的食物，回避一些添加有人工色素、添加剂的食品，都有利于减轻荨麻疹的症状。

孩子的饮食以清淡为主，同时多喝水，可以促进排毒和消肿。

多吃富含维生素和矿物质的新鲜蔬菜、水果，有助于增强免疫力。孩子还可以适当吃一些具有消肿解毒功效的食物。发病期间，孩子宜吃新鲜的、富含维生素的蔬菜、水果；不宜吃的食物有鱼、虾、螃蟹、芹菜、香菜、苋菜、鸡蛋、大豆、花生、牛奶、生姜、大蒜等。含有过敏原的食物，家长坚决不能让孩子吃，即使孩子未在发病期。

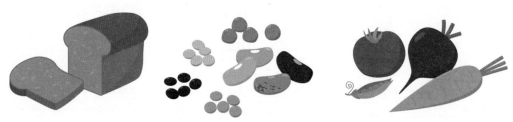

（5）对症推拿

①点按风府穴

定位：风府穴位于督脉一线，两耳垂连线的中点处。

操作：用拇指指腹点按孩子的风府穴2~3分钟。

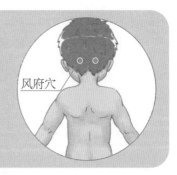

风府穴

②推按大肠经

定位：大肠经在食指桡侧面，自指尖至虎口呈一直线。

操作：用拇指推按孩子的大肠经3分钟。对侧以同样的方法操作。

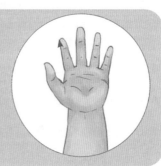

过敏性咳嗽

　　咳嗽很常见，很多原因都会导致咳嗽，当然也包括过敏。过敏性咳嗽是儿童常见的呼吸系统疾病之一，是以咳嗽为主要表现的与过敏相关的一类疾病的总称。

1. 过敏性咳嗽的原因

　　过敏性咳嗽又称咳嗽变异性哮喘，是哮喘的一种特殊表现形式或哮喘的早期表现。其主要临床特征包括超过1个月的无原因的慢性咳嗽，咳嗽呈阵发性、刺激性干咳，或有少量白色泡沫样痰，夜间咳嗽较重，在吸入刺激性气味时加重；使用多种抗菌药物治疗时无效，使用支气管扩张药时有显著疗效。

　　过敏性咳嗽的病因比较复杂，包括遗传因素及环境因素。其中环境因素包括各种过敏原、刺激性气体、病毒感染、居住条件、工作环境、气候、饮食习惯等。

2. 过敏性咳嗽的特点

　　小儿过敏性咳嗽主要发生在学龄前儿童身上。其表现以咳嗽为主，不喘也不发热，有人会咳痰有人不会；喜欢揉眼睛和鼻子；睡觉时爱出汗，不安分。孩子咳嗽时有三大特点：晚上睡前咳一阵；半夜醒来咳一阵；早上醒来

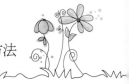

咳一阵。小儿过敏性咳嗽容易引发支气管哮喘，运动、冷空气、感染都可以使症状加重或导致喘息发作。

反反复复的慢性咳嗽对肺功能的损伤特别大，并且大量研究显示，在儿童期出现过明显的肺功能损伤的人，其慢性阻塞性肺疾病的发病年龄会明显提前，程度也会明显加重。因此，家长应高度重视过敏性咳嗽，并尽早带孩子去医院接受治疗。

3. 如何应对过敏性咳嗽

过敏性咳嗽较难治愈，原因之一就是家长在日常护理中要注意孩子的方方面面，任何一个方面的护理工作出现问题，都会对孩子的治疗产生负面作用。然而，不管怎样，家长都要尽力帮助孩子恢复健康。

（1）找到并回避过敏原

积极寻找、回避、消除过敏原，同样是应对过敏性咳嗽的重要环节。家长如果怀疑孩子的过敏性咳嗽是食物过敏导致的，就可以采用"回避—激发"的方法确定过敏原。其具体做法是发现孩子出现咳嗽症状后，回忆孩子在72小时内吃了哪些平时不常吃的食物；让孩子回避这些食物，直至孩子恢复健康；再次让孩子一一尝试可疑食物，直到找出致敏食物。

家长如果怀疑过敏原是花粉、宠物皮毛、粉尘等，就需要采取相关的措施回避过敏原。例如，在花粉密度大的季节减少孩子外出的机会、清理家里的灰尘、保持居家环境的卫生和清洁等。

（2）接受药物治疗

治疗过敏性咳嗽所用的中成药、西药、药物贴敷等必须通过精准的辨证论治，家长不可擅自用药。在漫长的治疗过程中，家长要谨遵医嘱，积极配合医生。

（3）让孩子保持好情绪

一个人的不良情绪会加重身体本身的过敏反应，心情与过敏性疾病之间是互相影响的。对于易过敏体质的孩子来说，激动、紧张、愤怒等情绪都容易诱发和加重过敏症状。因此，家长要让孩子保持良好的情绪。

（4）合理补充营养

患有过敏性咳嗽的孩子的体质往往偏弱，所以不宜吃寒凉的食物，也不能暴饮暴食。家长要多给孩子准备清淡、易消化的食物。

又干又硬、生冷、过甜、过咸、过于肥腻的食物，都会使咳嗽、气喘加重，使病情绵延不愈，不宜让孩子进食。喝水有利于排毒，家长可鼓励孩子多喝白开水等。

出现过敏性咳嗽的孩子宜吃大白菜、油菜、西红柿、胡萝卜、猪肺、梨、百合、银耳等食物；不宜吃肥肉、海鱼、虾、螃蟹、花生、杏仁、辣椒、芥末、胡椒、奶油等食物，绝对不能吃含有过敏原的食物。

（5）对症推拿

以下推拿方法有利于缓解过敏性咳嗽的症状。

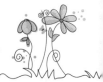

①补脾经

定位：脾经位于拇指桡侧缘及拇指指腹。

操作：以拇指螺纹面旋推孩子的拇指螺纹面，或将孩子的拇指屈曲，以拇指端循推孩子拇指桡侧缘由指尖向指根方向直推100~500下。

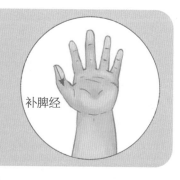

补脾经

②补肺经

定位：肺经位于无名指指腹。

操作：用一只手的食指、拇指夹住孩子的无名指，由孩子无名指的指根直推向指腹，每次推100~500下。

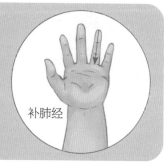

补肺经

③补肝经

定位：肝经位于食指末节螺纹面或食指掌面，由指尖至指根呈一条直线。

操作：用拇指螺纹面，或沿孩子整个食指掌面自指尖推向指根，每次推100~500下。

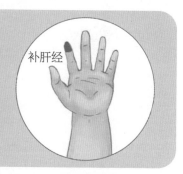

补肝经

④按压天突穴

定位：天突穴位于颈前正中下方凹陷处。

操作：用食指指腹向下按压孩子的天突穴3~5分钟，每天2~4次。

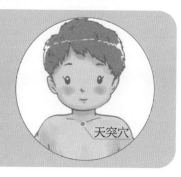

天突穴

⑤揉压膻中穴

定位：膻中穴位于胸部两乳头连线的中点处。

操作：用大拇指沿顺时针方向揉压膻中穴3~5分钟，每天2~4次。

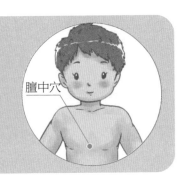

膻中穴

⑥揉掐二扇门穴

定位：二扇门穴位于掌背，中指指根两侧的凹陷处。

操作：将双手拇指分别置于孩子一只手的二扇门穴处揉掐约100下。

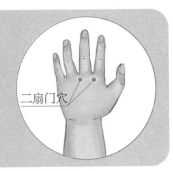

二扇门穴

⑦点按涌泉穴

定位：涌泉穴位于足掌心前第二、第三跖骨间，跷足时的凹陷处。

操作：用拇指指腹在孩子的涌泉穴上按压3分钟，每天1次。

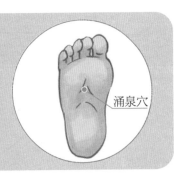

涌泉穴

⑧按揉合谷穴

定位：合谷穴位于手背虎口直上一横指、拇指和食指间的肌肉丰厚处。

操作：用拇指指腹在孩子的合谷穴上用力按揉1分钟。

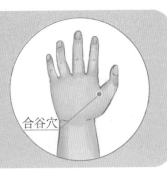

合谷穴

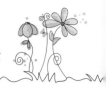

过敏性哮喘

过敏性哮喘是一种儿科常见病，患者多有家族过敏史或多为易过敏体质，常伴有其他过敏症，如湿疹、过敏性鼻炎、荨麻疹等。

1. 喘不一定是哮喘

哮喘是一种反复发作的，以气喘、呼吸困难、胸闷为主要表现的下呼吸道疾病，属于小气道疾病。喘只是一种病理表现，是由于气道发生了痉挛或者气道内的分泌物滞留在气道造成气道狭窄，气体进出气道的时候就会发出声音。可以这么说，哮喘一定会喘，而喘并不一定是哮喘。

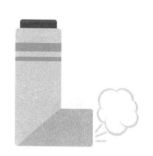

哮喘的常见原因是过敏。遗传因素，易过敏体质，在日常生活中接触或吸入、食入过敏原等，都可以诱发过敏性哮喘。另外，孩子的食物过敏如果长期没有得到正确的治疗，也可能诱发过敏性哮喘等一系列过敏性疾病。

2. 什么是过敏性哮喘

婴幼儿哮喘、儿童哮喘和过敏性哮喘具有诸多相似性，家长须先学会分辨。婴幼儿哮喘指的是婴幼儿支气管对某些外来物质产生高度敏感反应，使支气管发生痉挛、支气管分泌物增多，从而引起咳嗽、气喘、多痰等一系列临床症状。

儿童哮喘是指3岁及3岁以上儿童反复出现咳嗽、喘息的现象。儿童哮喘多是突然发作，患者先是感觉鼻子痒，然后开始打喷嚏、咳嗽，接着会感到喘憋、出气困难、胸闷，呼气的时候喉咙里有"咝咝"的声音，严重的时候还会出现面色苍白、嘴唇青紫、浑身出冷汗等情况。

过敏性哮喘不同于以上两种，是一种特殊类型的哮喘，主要症状是咳嗽，并没有喘憋的现象。有的家长认为咳嗽是小问题，不值得关注，以致错过了最佳治疗时机。

患有过敏性哮喘的孩子一般会反复咳嗽好几个月，在晚上或清晨的时候会咳嗽得比较厉害，吸入冷空气或者运动之后也会咳嗽得比较厉害。这种咳嗽往往是阵发的剧烈干咳。孩子使用消炎药后几乎没有效果，使用平喘药往往可以缓解咳嗽。大多数患有过敏性咳嗽的孩子有皮肤过敏的历史，家族中也有患哮喘或者慢性气管炎的人。

3. 过敏性哮喘的治疗方式

过敏性哮喘可危及孩子的生命安全，家长一定要重视其治疗方式。不过，由于过敏性哮喘的情况比较复杂，所以家长一定要听从医生的专业指导。

（1）回避、清除过敏原

回避、清除过敏原对治疗过敏性哮喘十分重要且有效。除了让孩子回避食物过敏原，家长还要清除生活中的其他过敏原。

家长在为孩子清除生活中的其他过敏原时，应做到以下几点。

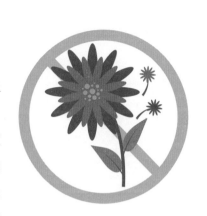

● 要保证孩子的居住环境足够干净、整洁，湿度和温度都适宜；及时清理灰尘；使用并经常清洗、晾晒、更换防螨虫的床上用品；定期洗晒玩具、窗帘等物品。

● 带孩子外出时，尽量选择花粉密度小的时间段，如清晨或雨后；做好防护准备，如穿长衣长裤、戴上口罩等，减少接触花粉、风吹、受凉的机会；回家后立即给孩子洗脸、洗澡并给孩子换上干净的衣服。

● 主动戒烟并时刻注意减少香烟烟雾对孩子的危害。香烟烟雾对孩子的不利影响很大，家长要让孩子远离香烟烟雾。有抽烟习惯的家长应自觉戒烟，还孩子一个健康、安全的环境。家长如果烟瘾比较大，没有足够的毅力戒烟，也尽量不要让孩子吸入香烟烟雾。

● 做饭时改掉"急火炒菜"的方式。因为这种烹饪方式会产生很多油烟，危害健康。改用蒸、煮等烹饪方法，多使用微波炉、电磁炉、无烟锅等炊具可大大减少油烟量。做好厨房的通风工作，做饭前就打开抽油烟机，炒完菜10分钟后再关掉抽油烟机。

（2）让孩子保持好情绪

孩子哮喘发作时会表现出紧张、恐惧，家长在安慰孩子的同时可以指导孩子做深沉而缓慢的呼吸，也可以让孩子看动画片、听儿歌，分散其注意力。

（3）和孩子一起适当运动

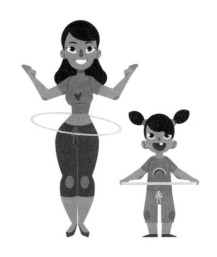

哮喘缓解期的孩子可以适当运动，以增强体质和抗病能力。虽然运动可以提高孩子的抵抗力，但运动方式、运动强度应以适应孩子的承受力为前提，循序渐进，不要硬性强加。

对于患有过敏性哮喘的孩子来说，散步是一种很好的运动方式，不仅能增强耐力、心肺功能，还可以促进呼吸器官的发育、血液循环。散步的时候，家长要给孩子带上一瓶水，准备一件随时可以脱、穿的外套，以免其出汗后着凉。

有些孩子在参加自己非常喜欢的某项运动时，常常会玩得忘乎所以，玩得满头大汗。这会带给患有过敏性哮喘的孩子一定的危险性，需要家长适时提醒。

（4）适时开窗通风

无论在哪个季节，室内勤通风、常换气是很有必要的，对于患有过敏性哮喘的孩子来说更是如此。

通风、换气的时间是很有讲究的，只有在正确的时间开窗通风，才能有效保证室内的空气质量。以下几个时间段需要家长格外留意。

● 早上起床后。一整夜的呼吸吐纳让卧室空气的含氧量变得非常低，此时正是开窗通风的好时机。

● 洗澡后。此时开窗通风是为了降低卫生间里的空气湿度，防止细菌滋生。

● 打扫房间时。打扫房间时必须开窗通风，因为清扫本身会让原本静止在物体表面的大量细菌、尘螨、宠物皮毛飘浮在空中。

● 睡前。睡前开窗通风可以增加卧室空气的含氧量，利于睡眠。

（5）保证孩子的营养

患有过敏性哮喘的孩子的饮食要清淡，宜多吃一些易于消化的半流质食物或软食，多喝水，保持大便通畅；不吃太过寒凉的食物；忌吃冰冻的食物，如冰激凌。

患有过敏性哮喘的孩子宜多吃油菜、白萝卜、猪肺、豆腐、海带、雪梨、百合、杏仁、银杏、薏苡仁等；不宜吃牛肉、羊肉、狗肉、韭菜、笋干、螃蟹、虾、蛤蜊、辣椒、胡椒、冷饮、花生等。

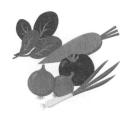 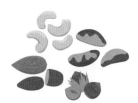 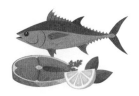

（6）对症推拿

①按压天突穴

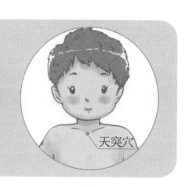

定位：天突穴位于颈前正中下方凹陷处。

操作：用食指指腹向下按压孩子的天突穴3~5分钟，每天2~4次。

②揉压膻中穴

定位：膻中穴位于胸部两乳头连线的中点处。

操作：用大拇指沿顺时针方向揉压孩子的膻中穴，至穴位处的皮肤变红变热。每天揉压2~4次。

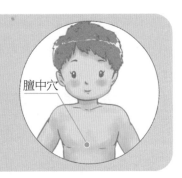

膻中穴

③补肾经

定位：肾经位于小指掌面，自小指尖直至指根呈一条直线。

操作：自孩子的指根推至小指头，每次推100~500下。

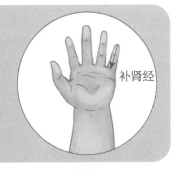

补肾经

④捏脊

定位：脊椎。

操作：双手沿着孩子的脊柱将皮肤捏起来，边提捏边向前推进，由尾骶部捏到枕颈部。每天按揉1次，每次按揉5遍。

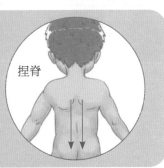

捏脊

⑤按揉足三里穴

定位：膝盖外侧凹陷处为外膝眼，外膝眼下三横指处为足三里穴。

操作：用手掌按揉孩子的足三里穴。每天1次，每次3~5分钟。

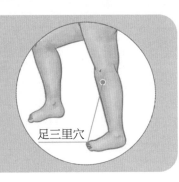

足三里穴

除推拿按摩外，在医生的专业指导下合理使用针灸、贴敷等方法也能对治疗过敏性哮喘起到较好的作用。一些中成药能较好地缓解过敏性哮喘，但家长一定要谨遵医嘱，科学用药、合理用药，切不可擅自用药。需要家长注意的是，在过敏性哮喘缓解期，孩子虽然暂时没有症状，但不能停止治疗，需要定期去医院做检查。

以上应对措施适用于过敏性哮喘缓解期。过敏性哮喘发作时，家长一定要及时带孩子去医院，接受医生的专业治疗。过敏性哮喘发作时，孩子的生活、饮食等方面更需要家长高度重视。

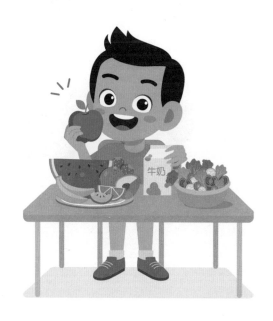

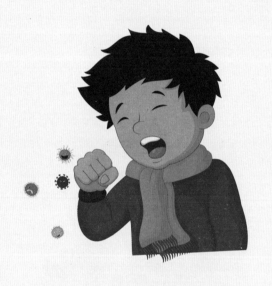

第六章
解答孩子过敏常见问题

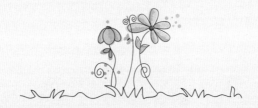

　　孩子过敏与生活中的各种因素息息相关。家长在精心照料孩子的日常起居时，难免会遇到各种各样的问题。本章收集了生活中一些常见的孩子过敏问题，并邀请儿科医生进行解答，以解除家长们的疑惑。

1. 父母会将过敏遗传给孩子吗

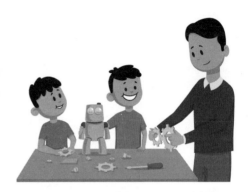

部分孩子出现过敏症状是由于受到遗传因素的影响。如果父母有过敏史，那么孩子出现过敏的概率自然会比其他孩子高一些。

不过，家长也不用过于担心。后天的调养可以降低遗传因素的影响力。

首先，严格坚持母乳喂养。在母子身体条件都允许的情况下，严格坚持母乳喂养是预防孩子过敏的最好方法。

其次，避免给孩子过度消毒。注重家里的卫生条件是应该的，但家长不应过度使用消毒剂，也不应用消毒湿巾给孩子擦嘴、擦脸。过于干净的环境会使孩子很难接触到足够的微生物，影响他们体内某些抗体的形成，更容易发生过敏。

最后，保持警惕，注意观察孩子的行为，以便及时发现孩子的过敏症状并及早带其接受治疗。

2. 如何判断孩子是不是易过敏体质

孩子若是易过敏性体质，就不仅容易患上过敏性疾病，如湿疹、过敏性鼻炎等，还容易对其他过敏原产生过敏反应，如花粉过敏、尘螨过敏等。家长可以通过以下情况进行初步判断。

● 孩子的爷爷、奶奶、外公、外婆、爸爸、妈妈中的任何一个人有过敏史。

● 孩子患过湿疹或脂溢性皮炎。

● 孩子身上出现过红色斑疹、疙瘩。

● 孩子的皮疹发生于全身且常为对称性发作。

● 孩子经常揉眼睛，早上起床后还会流鼻涕、抠鼻孔、打喷嚏。

● 孩子常出现多汗、多动、夜惊、易感冒等情况。

● 孩子经常无故咳嗽，且咳嗽为阵发性干咳，或有少量白色泡沫样痰。

● 大笑或较剧烈运动后，孩子会咳嗽。

● 孩子吸入烟雾或油漆等刺激性气味后，咳嗽会加重。

● 孩子在刚睡下的0.5~2小时里容易出汗。

● 孩子不愿意走路，容易气喘，常要求家人抱着他进进出出。

● 孩子睡觉时会咬牙、说梦话、流口水甚至打呼噜。

● 孩子早上起床时有口臭，喝水或刷牙后口臭消失。

● 孩子经常肚子痛、肚子胀、消化不良、好动、发脾气。

● 孩子经常注意力不集中，记忆力差，易疲倦，四肢乏力。

孩子如果出现过3种及3种以上情况，家长就可初步判断其为易过敏体质，需要带孩子到正规医院做进一步检查。

3. 如何选择合适的医院和科室

（1）儿童医院是首选

对于出现过敏症状的孩子来说，儿童医院是首选。儿童医院的医生接触的儿童病例最多，能对孩子的综合身体状况做出及时、准确的判断。如果所在地的儿童医院有变态反应科，那么家长应首选变态反应科。家长也可以带孩子去皮肤科、呼吸科、消化科就诊。如果是急性过敏，家长可以带孩子去急诊科就诊。

（2）选择较近的儿童医院或三甲医院的儿科

如果所在的城市没有儿童医院，家长也要优先选择三甲医院的儿科，对孩子的身体状况做一个综合评价后，再到具体的专科门诊就诊。

过敏性疾病的治疗需要很长时间，不是一两个月的事情。除了过敏症状，家长还应和医生讨论孩子的其他情况，如感冒、感染及生长发育等。所以，即使某家专科医院的名气再大，只要离家太远，它也不是家长的理想选择。家长应该在离家不太远的医院里选择一个好医生，使其能随时掌握孩子的情况。这样，孩子即使出现急性过敏反应，如急性哮喘、急性荨麻疹，也能得到妥善处理。开设有儿科诊室并能进行过敏原检测的医院、正规医院的变态反应科、其他可以进行过敏原检测的正规医院，也是家长的理想选择。

并不是所有医院的儿科都可以治疗儿童过敏，家长在就诊前要咨询清楚，以免耽误救治时间。现在很多医院都实行预约挂号，家长平时应多关注和咨询医院的挂号情况，以便能及时挂号。

4.母乳喂养的孩子大便中有血丝，也是因为食物过敏吗

母乳喂养的孩子也有可能发生食物过敏。

这多是因为妈妈吃了某些食物后，这些食物成分通过母乳进入孩子体内引起的。

如果妈妈进食牛奶、鸡蛋、坚果、小麦等食物后，孩子变得比往常爱哭闹，大便中有血丝，妈妈就可以尝试2～3周不吃可疑食物。如果孩子确实是对这些食物过敏，那么他们哭闹不安及大便中有血丝的情况会在妈妈回避这

些食物后的一周里开始好转。当孩子的过敏症状完全消失时，妈妈可以重新尝试可疑食物。如果孩子再次出现哭闹不安的现象，就可以确认孩子的确是对这种食物过敏。

如果食物过敏已经影响到孩子的成长，而妈妈的饮食回避也没有用，家长就需要在医生的专业指导下使用特殊配方奶粉。

万幸的是，牛奶过敏大多会随着孩子年龄的增长而逐渐消失。

5. 孩子过敏，家里还能养宠物吗

孩子大多是喜欢小动物的。对于处在成长期的孩子来说，家里有宠物是一件很开心的事情，还可以培养责任感和爱心，提高自尊和自信，增强社交能力，了解生命和尊重生命。然而，家里有宠物也会给孩子带来一些健康隐患，如可能引发过敏。

猫、狗等宠物身上的毛发和皮肤褶皱很容易成为真菌的繁殖场所。宠物在与人体接触的过程中，其脱落的皮屑、毛发也会通过各种途径接触人体，成为过敏原，引发过敏性反应，如哮喘、过敏性鼻炎、过敏性结膜炎、湿疹等。

因此，如果家里有易过敏体质的孩子，在平时的生活中，家长要注意以下几点。

● 家里最好不养宠物。猫和狗是人们较为喜欢的但也是最为常见的会引起过敏反应的两种动物。它们的存在会加重孩子的过敏症状。

● 家人如果坚持养宠物，就要从正规渠道购买宠物，不要购买来源不明的宠物，以免它们带来一些细菌。在让宠物接触孩子之前，家长要先在一个没有孩子的环境中饲养宠物一段时间，观察宠物有没有频繁脱毛，是否存在皮肤病等问题。家长还要定期给宠物接种疫苗、驱虫，经常给宠物洗澡。

● 避免让孩子与宠物过于亲密，不要让宠物进入孩子的卧室，更不要让它们爬到孩子的床上。

● 定期打扫卫生，保持家庭环境的整洁卫生，认真清理宠物脱落的皮屑、毛发。

● 尽量不使用地毯或垫子，因为宠物走过或在上面玩耍时会留下脱落的皮屑、毛发。

● 及时清理并定期消毒宠物的窝，同时让孩子养成与宠物接触后就及时洗手的习惯。

● 如果孩子已经对宠物皮屑、毛发出现过敏反应，家里就不能养宠物了。

● 可以与孩子商量饲养一些不会致敏的宠物，如乌龟、金鱼、热带鱼等。饲养这类宠物既能增加生活乐趣，又避免了可能带来的不良影响。

6. 如何进行过敏原排查

提到过敏原排查，家长最先想到的就是做过敏原检测。不过，并不是所有的过敏症状都能通过过敏原检测确定过敏原。尤其是对于2岁之内的孩子来说，很多过敏症状根本不能通过过敏原检测判断出过敏原。

孩子接触某种物质后的症状反应、症状消失情况，以及再次与这种物质接触后出现的症状反应是更重要的指标。这需要家长配合医生做好过敏原排查。

家长可从孩子接触过敏原的常见途径着手排查。

（1）饮食排查

饮食排查是对于食物过敏的最好排查方法。家长可以采用"每次少量给予孩子单一疑似致敏食物——观察孩子食用此类食物后出现的症状——回避

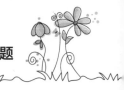

此类食物——症状反应消失后再次尝试给予孩子此类食物"的方法排查致敏食物。

牛奶、鸡蛋、小麦、坚果、大豆、鱼类、贝类是常见的容易引起过敏的食物。在进行饮食排查时，家长可以从排查它们入手。

进行饮食排查时，家长也不能忽视遗传因素。孩子的直系亲属吃了会过敏的食物应该成为首先被排查的对象。

此外，以下添加剂较易使易过敏体质的孩子出现过敏反应。

● 防腐剂：可防止食物腐败、延长食品的保质期，如苯甲酸、苯甲酸盐等，常见于肉干、蜜饯、饮料、海鲜酱、脱水水果、罐头等；可能引起的过敏症状包括胸闷、哮喘、湿疹等。

● 漂白剂：能让食物看起来更可口，如硫酸盐、亚硫酸钠、二氧化硫、过氧化氢，多被添加于豆干、火腿、熏肉、干果、葡萄酒、面条等食品中；可能引起的过敏症状包括瘙痒、荨麻疹、哮喘等。

● 人工色素、着色剂：能使食品看起来更美观，常被添加于甜点、腌渍物、饮料中；可能引起的过敏症状包括荨麻疹、哮喘、过敏性鼻炎、过敏性结膜炎等。

家长在进行饮食排查时，别忘了排查孩子经常服用的药物。无论是孩子生病时服用的药物，还是平时增强体质的保健品、中药、中成药等，都有可能引起过敏反应。

（2）吸入物排查

常见的吸入性过敏原有尘螨、霉菌、花粉、柳絮、宠物皮毛等。如果孩子的过敏症状不是出现在花粉和柳絮飘扬的春季，而是出现在雾霾严重的冬季，家长就可以考虑是雾霾引起的过敏。

（3）皮肤接触物排查

通过皮肤接触而能引起过敏症状的过敏原主要包括紫外线辐射、冷空气、热空气、化妆品、洗发水、洗洁精、肥皂、化纤用品、金属饰品、细菌、病毒、寄生物等。家长在排查这类过敏原时，要结合实际情况，尽可能地全面排查。

7. 孩子对紫外线过敏，可以使用防晒霜吗

紫外线过敏又名日光性皮炎，通常表现为被阳光照射的皮肤部位会出现瘙痒。被阳光照射的时间越长，孩子的过敏反应就越严重，即使进入了室内，皮肤瘙痒的症状也会持续24~48小时，甚至更长。

2岁以内的孩子不宜使用防晒霜。家长可用物理防晒的方式保护孩子，如使用遮阳帽、防晒衣、遮阳伞等。

家长可以考虑给满2岁的孩子使用儿童防晒霜。给孩子选择儿童防晒霜时，家长首先要检查商品的包装和说明书是否齐全，最好选用100%纯天然成分的防晒霜，切勿选择含有化学有机成分或者植物油的防晒霜。弄清防晒霜的防晒指数（Sun Protection Factor，SPF）也很重要。

● 散步时宜用标有"SPF15"的防晒霜。

● 爬山或去海边时宜用标有"SPF25"的防晒霜。

● 在日光较强的旅游景点时宜用标有" SPF30"的防晒霜。

给孩子使用儿童防晒霜前，家长要做过敏测试。其具体步骤是在孩子的小臂内侧先涂抹少量儿童防晒霜，48小时之后再查看局部有没有出现过敏反应。如果孩子没有出现过敏反应，家长方可放心给孩子涂抹。

回到家后，家长应该在第一时间给孩子清洗掉儿童防晒霜，千万不要让

防晒霜长时间停留在孩子的皮肤上。

8. 皮肤瘙痒的孩子老挠皮肤，怎么办

过敏通常会让孩子感觉很痒，忍不住去抓挠。抓挠虽然能让孩子感觉舒服些，但对皮肤的伤害很大，会使皮肤变得肥厚、粗糙，而且通常是越抓越痒，越痒越抓，形成恶性循环，从而引起更严重的皮肤损伤。

有的家长会用艾叶水给孩子洗澡以止痒。有的孩子可以用这个方法止痒，但有的孩子用艾叶水洗澡后感觉更痒了，所以，家长一定要根据孩子的具体情况采取适当措施，不能盲目跟风。

家长每天用温水给孩子洗澡时，不要使用香皂或沐浴露；给孩子洗完澡后，可给孩子涂些润肤膏。

孩子的饮食应以清淡为主，多吃新鲜蔬菜和水果，忌食油炸、辛辣、热量高及易致敏食物。

家长要让孩子做到劳逸结合，既要督促孩子锻炼身体，提高免疫力，也要让孩子注意休息，保证充足的睡眠。

孩子出现的症状如果是湿疹，家长一定要把保湿工作做好；如果是荨麻疹，家长给孩子用药是最好的缓解方法；如果是其他原因引起的过敏导致的皮肤不适，家长应找到过敏原，进而让孩子回避过敏原。

9. 脱敏治疗能根治过敏性鼻炎吗

脱敏治疗是针对过敏性疾病发病机制进行的根本治疗，能起到治本的作用，而不是治标。

有些人之所以觉得脱敏治疗没有效果，是因为他们没有坚持治疗。

脱敏治疗需要患者坚持治疗。有些家长因孩子在接受脱敏治疗的过程中没有出现过敏症状而擅自停止孩子的治疗，结果过了一段时间，症状又出现了。其实，脱敏治疗的疗效一般比较慢，患者要坚持半年左右才能真正看出效果。

很多人认为脱敏治疗可以完全解决过敏问题，完成脱敏治疗以后就一点儿都不注意了。实际上，冷暖急剧变化、大量接触过敏原仍可能引起过敏症状。

10. 哮喘不发作还需治疗吗

哮喘是一种反复发作的慢性疾病，需要长期治疗。

哮喘的常见原因就是过敏。在日常生活中接触或吸入、食入过敏原等，都可以诱发哮喘。

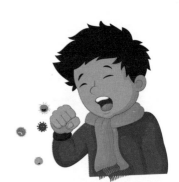

哮喘有发作期和缓解期。

很多患者在哮喘发作期里积极接受治疗，在哮喘缓解期里就不管不顾了。实际上，通过缓解期的积极治疗，患者可以达到消除气道内慢性炎症的目的。所以，即使暂时没有症状，患者也需要长期进行抗过敏治疗，定期去医院做检查。

家长要了解哮喘的形成和诱发因素，知道哮喘是可以控制的。对于年龄偏大的孩子，家长要把病情告知孩子，让孩子明白自己的身体状况，以便更好地配合预防和治疗工作。此外，家长还要懂得哮喘的前驱症状，以便及时给孩子用药。当孩子出现其他不适时，家长应及时带孩子看医生。

11. 眼过敏会影响视力吗

　　眼过敏一般不会累及角膜上皮层，所以一般情况下不会影响视力。但是局部过敏反应过于严重时，也有可能会引起视物模糊等不适。好在局部炎症得到控制后，这种不适会得到相应缓解。

　　孩子出现眼过敏症状时，家长应在找到过敏原的基础上使用对应的滴眼液，也可以通过热敷的方式减轻孩子的眼部不适。

12. 食物过敏的发作时间与进食时间有关系吗

　　食物过敏的发作时间与进食时间没有直接联系。

　　有些食物过敏会在孩子进食后的几分钟里发生，这种过敏症状往往比较严重，主要表现为哮喘、血管性水肿、过敏性休克等。

　　多数食物过敏约在进食后的半小时里发作，有的食物过敏会延缓至进食后24小时以后才发作。

　　一般来说，胃肠道的过敏症状，如胃痛、肠鸣、腹胀、恶心、呕吐、腹泻、厌食等，会出现在进食后的1~2小时。食物过敏引起的皮肤过敏，如荨麻疹、过敏性紫癜等，则可以出现在进食后的24小时以后，甚至更长时间以后。

13. 给孩子添加辅食时应注意哪些问题

　　很多家长非常关心给孩子添加辅食的问题。其实，家长可以做到以下几点。

● 婴儿的食物中不应包括鲜牛奶及其制品、大豆及其制品和带壳的海鲜。

● 婴儿的食物中不应出现食盐、糖或其他调料。

● 母乳或配方奶是18月龄以内孩子的主食，不要让辅食喧宾夺主。

● 根据孩子自身的接受程度确定辅食种类。

● 每次只添加一种新食物，并连续三天观察孩子的反应。孩子进食某种食物且连续三天未出现异样后，家长才可以试着添加另一种食物。

● 遵循"由少到多、由稀到稠、由细到粗"的原则。孩子的肠胃十分脆弱，接受新食物需要一定的时间。家长要一点儿一点儿地给孩子添加食物且要留心孩子的反应。

14. 减少用药量会不会减少药物过敏的可能性

首先，药物过敏和药物不良反应是不一样的。持减少用药量就能降低药物过敏可能性观点的人是将药物过敏与药物不良反应混为一谈了。

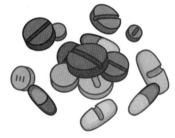

药物的不良反应可以通过减少用药量而减轻，但是药物过敏与用药量并没有直接关系。很多时候，微小的用药量依然会引起强烈的药物过敏反应。

药物过敏大多发生在临床所允许的用量下，分为致敏期和发作期，即对某种药物已经出过敏症状的人再次服用该药物时，即使微量服用，也会出现过敏反应。

还有一些家长误认为只有吃药打针才会引起过敏反应。致敏药物不论通过何种途径进入人体都会引起过敏反应，滴鼻、点眼、滴耳、外敷、吸入、栓剂等使用方式同样可引起过敏症状。总之，只要是曾经引起过敏反应的药物，就严禁以任何形式再使用。

最后提醒家长，出现药物过敏反应后并不是停止用药就可以了。发生药物过敏后，如果孩子的症状很轻，那么停止用药只是第一步，家长还应加强观察，并让孩子多喝水，以加速药物排出；如果孩子的症状很重，家长就要及时带孩子去医院。

15. 口服维生素 B₁ 可以防止蚊虫叮咬吗

蚊虫叮咬是引起过敏的一个途径，而口服维生素B₁确实有防止蚊虫叮咬的功效。这是因为服用维生素B₁后，人体会散发出一种特殊的气味，而这种特殊的气味有驱虫的作用，并且对人体无害。

另外，家长还可以利用桉树、茴香、薄荷、橘子皮、丁香、薰衣草等植物的气味驱赶蚊虫。例如，家长可以把橘子皮晾干后用纱布包起来放在墙角，也可以将这些植物制成精油，敞口放在室内。

16. 过敏高发季节带易过敏体质的孩子出门要注意什么

在过敏高发季节，家长应让易过敏体质的孩子少出门，尤其不要去公园、景区等柳絮、花粉比较多的地方，以减少孩子与过敏原直接接触的机会。

如果孩子不得不出门，家长就要做好以下防护措施。

● 尽量别带孩子在清晨、傍晚或阵雨后出门。

● 给孩子戴上口罩，穿好长衣长裤，远离花丛、树丛。

● 如果孩子患有或患过过敏性结膜炎，家长可以让其戴上防护墨镜。

● 开车外出时，家长一定要关好车窗，以免花粉、柳絮等飘进车厢。

● 回家后让孩子及时、认真洗脸和洗手，更换衣服，尽量清除身上可能携带的花粉。

● 在阳光强烈的时间段出门时须做好紫外线防护措施，如打遮阳伞、戴遮阳帽等，尽量减少皮肤裸露的面积。

17. 如何为孩子创造无烟环境

烟草的危害，众人皆知。孩子如果长期处在香烟烟雾中，呼吸道黏膜的防御能力、整个呼吸系统的防护能力及身体免疫力都会受到一定程度的损害，长大后出现食物过敏的风险也会远远高于同龄人。

无论孩子是否已经出现过敏反应，为了孩子的健康成长，家长都要为孩子创造一个无烟环境。

● 树立榜样。有吸烟习惯的家长应积极戒烟；如果烟瘾比较大，没有足够的毅力成功戒烟，就尽量不要在孩子面前吸烟，至少让室内环境是无烟的；吸过烟后，应脱掉吸烟时穿的衣服、鞋子，洗干净自己的脸和手，再去靠近孩子。

● 有吸烟习惯的客人来访时，家长也不要让他们在室内吸烟，可以带他们到室外吸烟。

● 家里多摆放一些绿色植物，如吊兰、绿萝、芦荟等，可以在一定程度上净化香烟中的有害成分。

● 带孩子出去游玩时，最好选择明令禁烟的场所。如果没有明令禁烟的地方，就选择无烟区或者通风较好的区域，以便避开香烟烟雾。

18. 如何预防季节性过敏

有针对性地预防季节性过敏是非常重要的。每个季节的特点不同，家长的预防重点也应不同。

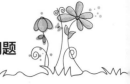

（1）春天预防花粉过敏

预防花粉过敏的有效措施是尽量避免和花粉产生接触。花粉一般只在某个季节出现，很少会全年存在。家长如果能确定孩子是对哪种花粉过敏是最好的，因为这样就可以有针对性地让孩子回避花粉。带孩子出门时，一定要做好防护，包括关好车门车窗。居家时，家长也要做好防护工作。例如，使用空气净化器清除室内的花粉；在室内烘干或者晾晒衣物，以防花粉落到衣物上。

（2）夏天注意虫咬过敏

夏天是蚊虫肆虐的季节，再加上天气炎热，人体皮肤常裸露在外，给蚊虫创造了很多叮咬机会。对蚊虫叮咬过敏的孩子被蚊虫叮咬后，会出现丘疹、红色斑疹、荨麻疹等症状。

预防孩子被蚊虫叮咬过敏的最好方法就是躲避，防止孩子被蚊虫叮咬，尽量减少与蚊虫接触的机会。家长可以从以下几个方面入手，让孩子远离蚊虫。

● 少带孩子到草地、花园等地方，因为草地和花园中的蚊虫较多。如果孩子不得不去，家长应让其穿长衣长裤，并在长衣长裤上喷洒驱蚊液。

● 蚊虫偏爱甜腻的味道，讨厌花露水、精油、橘子皮、丁香、薄荷等气味，家长可以利用蚊虫的这一特点驱虫。

● 房间定期杀虫。居住多年的房子容易滋生蚊虫，家长可以在休息日在房间的每个角落喷洒上杀虫剂，关好门窗后带孩子出去游玩几个小时，回来后打开门窗通气，清扫干净房间。

● 经常清洗、晾晒家居用品。地毯、席子、被褥等容易藏虫的家居用品应定期清理。

● 让孩子摄取适量 B 族维生素。家长平时可以多给孩子吃一些富含 B 族维生素的食物，如谷物、动物肝脏等。

孩子被蚊虫叮咬后出现过敏反应时，家长可以参考以下处理方法。

● 立即用苏打水或碱性肥皂水清洗过敏部位，可有效预防红肿和瘙痒。千万不要给孩子直接涂抹风油精、清凉油等，以免刺激孩子脆弱的皮肤。

● 孩子被蚊虫叮咬后往往会感到瘙痒难耐，家长应采取措施减轻孩子的痛苦，如用冰袋冷敷孩子被咬的皮肤部位。

● 尽可能避免孩子的皮肤处于湿热的环境中。孩子如果实在痒得厉害，可在医生的专业指导下使用药物。

（3）秋天干燥，做好皮肤保湿是关键

人的皮肤越干燥，越容易过敏，所以家长在秋天应做好孩子皮肤的保湿工作。

加湿器能够增加房间湿度。秋天，家长可以使用加湿器提高室内湿度。

使用加湿器时，家长要注意以下事项。

● 使用加湿器时应用纯净水。

● 加湿器里的纯净水要一天一换，加湿器也要定期清洗，以防细菌滋生。

● 加湿器不宜全天不间断地使用，每2个小时就要停用一会儿。

家长要给孩子选用保湿效果好的护肤品，同时让孩子多喝水，以弥补外界环境干燥所造成的水分流失。另外，在日常饮食中，孩子应重点摄入一些水分足、能够润肺保湿的食物，如黄瓜、西兰花、莴苣、银耳等，以由内而外地增强肌肤的抵抗力，减少过敏。

（4）冬天重点预防冷空气引发的鼻过敏

冷空气是引发过敏的因素之一。在寒冷的冬天，稍不注意，鼻过敏就会出现，这给孩子和家长带来诸多困扰。

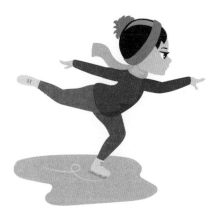

由冷空气引发的鼻过敏主要是指鼻黏膜受到冷空气的刺激后所出现的一种过敏反应。鼻过敏发作的时候，症状一般较重，皮肤表面有细碎糠状鳞屑，甚至会出现轻度肿胀，奇痒难忍。有的孩子会出现打喷嚏、流眼泪、眼睛发红、呼吸道发痒等症状，有的孩子还会出现过敏性哮喘、湿疹、荨麻疹等。

因此，进入冬天以后，家长要格外重视这个问题。

● 减少冷空气进入孩子鼻腔的机会。冷空气是鼻过敏常见的诱发因素，回避过敏原是治疗过敏性鼻炎方便又直接的方法。因此，外出时多给孩子加件衣服，给孩子戴上口罩，都是预防鼻过敏的好方法。

● 让孩子多进行体育锻炼。科学、合理、规律的体育锻炼可以增强体质，抵抗过敏。游泳、打球、慢跑等都是不错的选择。

● 用盐水给孩子洗鼻。盐水洗鼻能给鼻腔创造一个干净、舒爽的环境，对鼻过敏有较好的辅助治疗作用。

19. 过敏能根治吗

过敏是可以根治的。只要能够准确、及时地找到过敏原并且完全回避过敏原，改善自身免疫状况，就可能完全根治过敏。

孩子过敏时，会有湿疹、腹痛、腹泻、荨麻疹、哮喘等症状。家长的关注重点不应只在对这些症状的治疗上，还应在寻找过敏原、回避过敏原上。只有及早、有效地回避过敏原，才有可能根治过敏。

20. 如何判断孩子便血和食物过敏的关系

一般情况下，过敏症状不会单独出现一种。孩子吃完奶后，除了大便中有血丝，还同时有出疹、喘息、呕吐、腹泻等症状，而且每次吃奶后都反复出现这些症状时，家长就要考虑食物过敏了。

21. 如何判断孩子出现了鼻过敏

鼻过敏有比较明显的四大症状：突然发作的打喷嚏、流清水涕、鼻塞、鼻痒。

虽然鼻过敏发病的主要部位是鼻子，但与鼻子相通的眼睛、咽喉、耳朵也会出现不适。所以，出现鼻过敏的孩子经常会合并出现下列症状：频繁揉眼睛，有黑眼圈；咽痒、清嗓子、睡觉张嘴呼吸；耳朵痒，喜欢挖耳孔。

家长发现孩子有以上情况时，一定要高度重视，带孩子到医院找耳鼻喉科专科医生进行检查，以免孩子出现更严重的症状，如腺样体肥大、慢性鼻窦炎、中耳炎、结膜炎、支气管哮喘等。

22. 孕期不吃易致敏食物可以预防孩子食物过敏吗

这种想法是错误的。

没有任何证据证明，妈妈在孕期不吃易致敏食物可以预防孩子食物过敏。过敏的产生原因很复杂。家长只有充分了解过敏的原因、发展和转变，才能做到及早预防过敏。

孕妈妈如果因为担心孩子过敏的问题而擅自回避一些易致敏的食物，易出现营养不良等问题，这对胎儿的发育是无益的。

从预防过敏的角度讲，孕妈妈如果对某种食物过敏，可以回避这种食物，只要换用营养替代食物保证营养就可以了。孕妈妈如果没有食物过敏的经历，就完全没有必要因为担心孩子以后的过敏的问题而回避某种食物。

23. 为什么喝母乳的孩子也会长湿疹

湿疹一部分是食物过敏引起的，也有一部分是其他原因导致的。遗传因素和环境因素是婴幼儿湿疹的两大发病因素。

近年来，由于生活方式和生活环境的变化，过敏性疾病尤其是湿疹的发病率显著上升。一般认为，食物过敏与湿疹发病密切相关。对于0~6月龄的孩子来说，母乳喂养能够降低湿疹的发病风险。不过，也有一些母乳喂养的婴幼儿在没有接触任何辅食的情况下出现了湿疹等过敏症状。

由于适合婴幼儿服用的药物有限，而乳汁成分在很大程度上与妈妈的膳食结构有关，有些食物中的过敏原有可能会通过乳汁影响孩子，诱发湿疹。所以，妈妈也要从自己的饮食中排查、回避过敏原。

还有一种可能是，在孩子刚出生的时候，妈妈的奶水还不足，所以家长给孩子添加过几次配方奶粉。

24. 添加辅食时，可以添加孩子吃过的食物吗

给孩子添加辅食的时候，每次只添加一种，才能及时发现过敏原。这里的"一种"指的是孩子之前从来没有接触过的食物。没有引起孩子过敏症状的食物，平时都可以添加。

当然，孩子已经吃过并且不过敏的食物也不应天天吃、顿顿吃。随着孩子接触到的食物的增多，只要是不过敏的食物，家长就应尽可能多样化地提供给孩子，让孩子摄入更加丰富的营养，体验更多的口味。

25. 过敏会随着孩子的长大自然消失吗

对于孩子过敏这件事，有的家长认为不用管，孩子长大了,过敏自然就好了。实际上，这种想法是错误的。过敏反应会随着年龄的增长而发生变化，但是这种变化并非大家所认为的"孩子长大了,过敏自然就好了"。婴幼儿的过敏反应多表现为特应性皮炎，而特应性皮炎多由食物过敏引起。随着年龄的增长，孩子能接触的事物更多了，也容易出现花粉过敏、尘螨过敏、霉菌过敏等症状。

另外，婴幼儿时期，由过敏引起的特应性皮炎可增加孩子以后出现其他过敏反应的风险。所以，家长不可掉以轻心，对孩子过敏不管不顾。

26. 家里有过敏的孩子时，如何改善居家环境

要想保护孩子，家长可以做好但不限于只做好以下工作。

● 定期打扫房间，保证室内环境干燥、清洁；经常开窗通风，保持空气流通、清新。

● 定期洗晒床单、被套、玩具，尽量不使用地毯、窗帘等物品，以减少粉尘，避免尘螨滋生。

● 不养花粉味道浓郁的植物，不使用带有刺激性气味的空气清新剂、杀虫剂等。

● 不饲养猫、狗等皮毛厚重的宠物。

● 夏天，使用风扇、空调时，风口不要对着孩子的头部、面部，并定期开窗通气。

● 安装、使用空气净化器。

27. 孩子的玩具该怎么清洗

玩具是孩子必不可少的"好朋友"，年龄较小的孩子和玩具接触的时间会较长。如果孩子不属于过敏体质，家长只需要定期简单清洗孩子的玩具。如果孩子属于易过敏体质，家长就要高度重视孩子玩具的清洗工作，因为容易藏污纳垢的玩具很可能会沾满细菌、蓄积尘螨，引发过敏。

孩子玩具的种类很多，不同材质的玩具应采用不同的清洗方式。

毛绒玩具是孩子十分喜欢的玩具之一，也特别容易聚集尘螨。清洗毛绒玩具时可用中性洗涤剂和温水，用毛刷轻刷，洗后进行脱水处理，放在阳光下晒干。对于不能用水清洗的毛绒玩具，家长可以送到专业清洗店。

清洗塑胶玩具时，家长可以先喷洒少许酒精再用水清洗，或将玩具放入加有少许温和洗涤剂的水里进行清洗，最后放在阳光下晒干。不过，有些塑胶玩具会把水留在里面，时间长了难免会滋生细菌，家长尽量不要给孩子买这样的玩具。

比较常见的木制玩具就是积木，家长可以借助酒精溶液用橡皮擦去表面的脏污，用牙刷刷掉缝隙里的脏污。需要注意的是，木制玩具泡水之后容易变形，不宜被喷洒过多的酒精溶液。

铁皮玩具可以先用肥皂水擦洗，再用清水冲干净，最后放在阳光下晒干。

电动玩具因其里面有电池、电线而不能碰水，家长可以用海绵蘸少许高浓度酒精进行擦拭。